70歳からの

1日1分！

ボケ封じ

「脳トレ」

366

監修 篠原菊紀 Shinohara Kikunori

PHP

70歳からでも脳はまだまだ鍛えられる!

公立諏訪東京理科大学教授　篠原菊紀

 ### 70代は認知機能の「第二の曲がり角」

　何かをしようと思って立ち上がったのに、いざ取り掛かろうとしたときには、何をしようとしていたのかを忘れてしまっている……そんなことはありませんか?

　個人差はありますが、だいたい30〜40代くらいから、こうした**「ど忘れ」「もの忘れ」**が誰でも日常的に起きるようになります。これはいわゆる**「ワーキングメモリ」**の力が衰えはじめたことによって生じる状態だと考えられます。

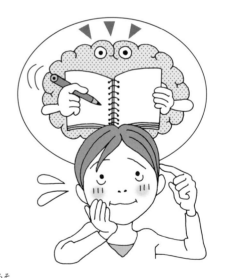

　ワーキングメモリとは記憶力の要素のひとつで、**「情報を一時的に覚えておく力」**のことです。あるいは「やることを覚えておくこと」と「立ち上がって歩くこと」という「2つの動作」を同時に行なおうとして**(デュアルタスク)**、どちらか一方が疎かになったとも言えます。ワーキングメモリは、ヒトに進化して巨大化した脳の前頭前野が深く関わります。

　ワーキングメモリやデュアルタスクの力が加齢とともに低下して

いくのは、ある程度仕方がないことと言ってもいいでしょう。

ワーキングメモリの力は20歳頃をピークに少しずつ低下しはじめ、60歳頃から低下のスピードが速まります。

しかし、すべての機能が同じように衰えるわけではありません。例えば集中力のピークは43歳くらい、新しい情報を学んで理解する能力は50歳くらい、語彙力に至っては67歳くらいがピークですが、伸びる人はいつまでも伸びていきます。

さて、厚生労働省が資料として公表している「認知症有病率」のデータを見ると、70歳まではまだまだ有病率が低く、伸び方もゆるやかですが、**70代以降は加速度がついて増えていく傾向が見てとれます。**

こうしたデータから、「50代前後は第一段階目の認知機能の曲がり角」であり、**「70代は第二段階目の認知機能の曲がり角」**であるという見方も可能となります。

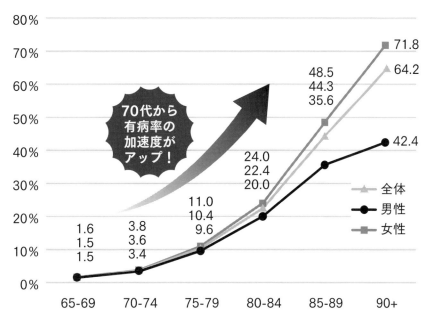

1万人コホート年齢階級別の認知症有病率

高齢者の約4人に1人は認知症または軽度認知障害（MCI）〈2012年時点[*1]〉、約7人に1人は認知症（2018年時点[*2]）

70代から有病率の加速度がアップ！

全体
男性
女性

年齢	全体	男性	女性
65-69	1.6	1.5	1.5
70-74	3.8	3.6	3.4
75-79	11.0	10.4	9.6
80-84	24.0	22.4	20.0
85-89	48.5	44.3	35.6
90+	71.8	64.2	42.4

＊1 厚生労働科学研究費補助金 認知症対策総合研究事業「都市部における認知症有病率と認知症の生活機能障害への対応」平成24年度総合研究報告書による。
＊2 日本医療研究開発機構 認知症研究開発事業「健康長寿社会の実現を目指した大規模認知症コホート研究」において開始時に悉皆調査を行なった福岡県久山町、石川県中島町、愛媛県中山町のデータ解析の当初の結果。

脳トレは認知機能の衰えを防いでくれる

ただし、別の見方をすることもできます。というのも、ワーキングメモリの力を含むあらゆる認知機能の低下の度合いは個人差が大きく、70代になってもかなり若い状態を維持している人がいます。あるいは70代になっても認知機能がさほど低下せず、認知症とは無縁の状態を保っている人もいるのです。

ワーキングメモリは、**「脳のメモ帳」**と呼んでもいいと思いますが、普段から「脳のメモ帳」をたくさん使う環境にある人ほど、その力は長く維持されると考えられます。

ワーキングメモリは、日々の生活行動をスムーズに行なうために、とても大切な機能のひとつです。**ワーキングメモリの力を高めることができれば、加齢による認知機能の衰えをかなりカバーできる**はずです。

認知症そのものに関しては、新薬が開発されるなど治療方法も進歩していますが、まだまだ完璧ではなく、一人ひとりの「自助努力」が何よりも大切です。

健常者と認知症との中間にあたるMCI（軽度認知障害）の段階であれば、運動、禁煙、健康的で栄養バランスのよい食事、過体重・高血圧・高血糖・高脂血の管理、そして認知的なトレーニング（いわゆる脳トレを含む）によって「引き返す」ことも充分に可能です。そのためにも、脳の機能回復に効果的な「脳トレ」に取り組んでいただきたいと強く願っています。

「脳トレ」の効果についてはさまざまな議論がありますが、例えば米国では、2832人を対象に認知トレーニング（脳トレ）を行ない、その後10年間の追跡調査が行なわれたことがあります。

これによると、**トレーニングを行なったグループは、行なわなかったグループと比較して認知機能の改善が認められました。**そしてそ

の効果は10年後にも維持されていたのです。ぜひみなさんも、希望をもって、楽しみながら脳トレを続けてください。

70代前後から特に気になる脳力を活性化する設問がたくさん

本書では、70代前後からその衰えが特に気になる脳力を鍛えられるように構成しています。

「ワーキングメモリの回復」に重点を置いた設問や、「複数のことを同時に行う遂行力（デュアルタスク）」を鍛える設問なども用意しています。

さらに、自分がいる場所や日時といった基本的な状況を把握する力である**「見当識」**を鍛える問題もあります。見当識もワーキングメモリの力も、75歳以上の人が運転免許を更新するときに義務づけられている「認知機能検査」でも問われる大切な能力のひとつです。

これらを総合的にトレーニングすることで脳が鍛えられ、認知機能の回復が期待されます。

問題に取り組む際のポイントは、「できるだけ記憶を保持しながら考えること」。「脳のメモ帳」を使うことです。

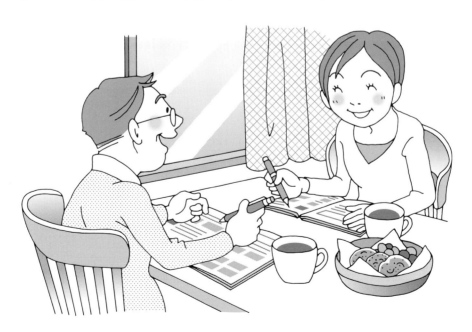

単純な計算問題でも、なるべく暗算で解こうとすることによって、ワーキングメモリの力を高めることにつながります。あるいは「何かを覚えておいて、あとでそれを答える問題」に関しても、「メモを取らずに頭の中だけで覚える」ことが大切です。メモを取れば覚えやすいのは当然ですが、あえてメモを取らないようにすることで、脳に負荷をかけるのです。

　もちろん忘れて問いに答えられなくても何も問題ありません。「あぁ、さっき見たばかりなのに、もう忘れてしまった！」などと気に病む必要もありません。答えを見て、なるほどと納得することでも脳のトレーニングになりますし、再度のチャレンジでスムーズにできるようにすることが、ワーキングメモリの力を高めることにつながります。

　大事なのは楽しむこと。楽しんでチャレンジすると、やる気に関わる線条体が活性化し、記憶の効率を高め、スキルアップが早まります。

　画像や図形を覚えることでもワーキングメモリが鍛えられます。このときには右の前頭前野や頭頂連合野が活性化します。

　本書を構成する設問の主なタイプと期待される効果は、次のとおりです。

☑日付や誕生日等に関する問題（1日目、11日目など）
➡「見当識」の力を高めます。
☑昔のヒット曲や出来事等に関する問題（22日目、31日目など）
➡「エピソード記憶」を呼び起こす力を高めます。
☑計算問題全般（15日目、35日目など）
➡課題をやり遂げる「遂行力」を高めます。特に暗算が可能な範囲の問題では、計算途中の数字を一時的に記憶する「ワーキングメモリ」の力が向上します。

☑ 手拍子や足踏みをしながら答える問題（31日目、37日目など）

　➡ ２つのことを同時に行なう「デュアルタスク」の力を高めます。

☑ 言葉や数字、人の顔、写真等を記憶して答える問題（5日目、16日目など）

　➡ 情報を一時的に記憶する「ワーキングメモリ」の力を高めます。

☑ 指示に従って名前や漢字をたくさん記述する問題（79日目、120日目など）

　➡ 課題をやり遂げる「遂行力」や「記憶の倉庫から思い出す力」を高めます。

☑ クロスワードパズル・スケルトン・漢字の読みや書き取り等、言葉に関する問題（4日目、51日目など）

　➡ 「言語能力」「論理的思考力」などを高めます。

☑ 平面および立体の図形や地図の問題（38日目、83日目など）

　➡ 物体の形や方向などを認識する「空間認知能力」が鍛えられ、図形やイメージ等を司る「右脳」が刺激されます。

☑ 利き手ではない手で記述する問題（3日目、18日目など）

　➡ 不自由な感覚が脳の酸素消費量を増やして「集中力」を高めます。右利きの人は左手を使うことで右脳が、左利きの人は右手を使うことで左脳が刺激されます。

☑ ミニナンプレ（14日目、34日目など）

　➡ 思考力、理解力、記憶力など「基本的な認知機能」を高める効果が期待されます。

　脳トレは少しずつ、長く続けることが大事です。ちょっとした気分転換のつもりで毎日行ない、元気で楽しく過ごしましょう！

本書の使い方

✐ 問題は366日分あります。1日分を1分程度で解くことを目標にしてください。

✐ もの足りない方は一度に数日分やっていただいてもかまいません。

✐ 最初から順番にやっても、パッと開いたページからやっても、どちらでも結構です。問題ごとに日付を書き込む欄がありますので、そこに記入しておけば、どの問題をやったかがすぐにわかります。

✐ ひと通りできた方は、2回目にチャレンジしてみましょう。その際、目標時間を前回より短く設定すると、難易度を上げることができます。解答を鉛筆で書いて、あとで消すようにすれば、何度でも使えます。

✐ 計算問題は筆算か暗算で行なってください。できるだけ暗算で解くようにすることで、よりいっそう脳の活性化が促進されます。

✐ 何かを覚えたあとに別の作業をしてからまた思い出すタイプの問題は、最初から完璧にできなくてもかまいません。何度も繰り返して、徐々にできるようになれば大丈夫です。

ミニナンプレ問題の解き方

〈例題〉

	2	3	(イ)
(ア)		1	
		2	3
	3		(ウ)

・ヨコとタテの一列、太線で囲まれたブロックには、1〜4の数字が一つずつ入ります。

・ヨコのライン、タテのライン、太線内で、数字が重ならないように考えながら、空欄を埋めていきましょう。

・問題にはすでにいくつかの数字が入っています。その列、そのブロックには、それ以外の数字が入ります。例題でいえば、いちばん上のヨコの列には2と3が入っているので、残りの二枠には、どちらかに1が、どちらかに4が入ります。

・すべての欄に書き込んだうえで、（ア）（イ）（ウ）に入っている数字が答えになります。

ピラミッド計算問題の解き方

〈例題〉

答 | 12 |

| 8 | 4 |

| 5 | 3 | 1 |

・下段（上段の場合もあり）の隣り合う数字をたして、その上（下）の段のマスに書き込みます。

・真ん中の段の隣り合う数字をたした合計が、いちばん上（下）の答えになります。もう一列多い4段の問題もあります。

・かけ算も同様に行ないます。ひき算は、隣り合う左側の数字から、右隣の数字をひきます。

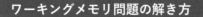

ワーキングメモリ問題の解き方

5日目の場合

・「5日目」（11ページ下）の3枚の顔写真の名前を30秒で覚えます。
・30秒で覚えたらページをめくって「5日目（12ページ上）」のそれぞれの顔写真に、覚えた名前を一致させて解答します。

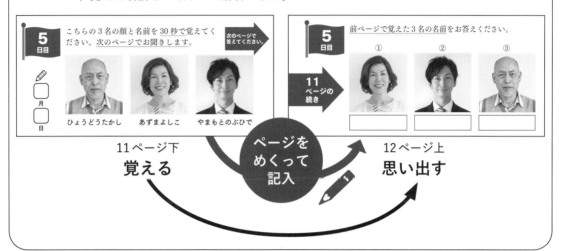

11ページ下
覚える

ページをめくって記入

12ページ上
思い出す

スケルトン問題の解き方

・リストの言葉を盤面に組み込みます。
・リストの言葉はどれも1回しか使えません。
・1マスに1字ずつ入り、入る方向は「上から下」「左から右」のどちらかだけです。
・リストで使わなかった言葉を解答します（バラ、キンモクセイ）。

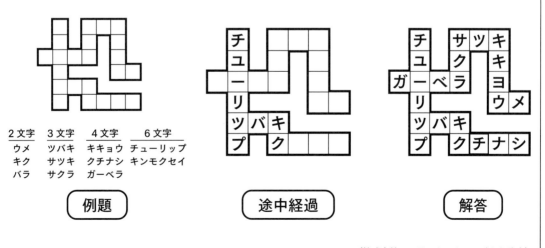

2文字	3文字	4文字	6文字
ウメ	ツバキ	キキョウ	チューリップ
キク	サツキ	クチナシ	キンモクセイ
バラ	サクラ	ガーベラ	

例題　　　　　途中経過　　　　　解答

（株式会社ニコリのホームページから改変）

1 日目

①今日は何年何月何日何曜日ですか？（カレンダー等を見ないでお答えください。年は西暦・和暦のどちらでもかまいません）＿＿＿＿年＿＿月＿＿日＿＿曜日

②100から7を順番に引き続け、これ以上引けなくなった最後の数字は何でしょうか？（暗算でお答えください）＿＿＿＿

月

③再来年の誕生日に、あなたは満何歳になりますか？＿＿＿＿歳

日

2 日目

表示されている数字を手がかりに、「？」に入る数値を計算して答えてください。

※分数・小数は使いません。見ただけで解けてしまわないように比率は必ずしも正確ではありません。補助線が必要な場合もあります。

① [?]cm 40cm² 3cm 20cm² 4cm 答

② 20cm² 5cm 48cm² [?]cm² 6cm 答

月

日

3 日目

次の問いの答えを「右利きの人は左手」で、「左利きの人は右手」で、「両利きの人はふだんペンを持たないほうの手」で記述してください。

次の漢字の読み方を書いてください。

①曖昧 [   ]　②意匠 [   ]

月

③陰謀 [   ]　④腕前 [   ]

日

〈361日目〉①−103②−34 〈362日目〉①びわ②びんちょうたん③もうそうちく④よもぎ⑤れんこん⑥ローマ⑦いんげんまめ⑧インド 〈363日目〉①165②63③105④40

4日目

タテのカギとヨコのカギをヒントに、思いついた言葉をカタカナでマスに書き込んでください。
最後に、アルファベットを記したマスの言葉を並べて解答してください。

月

日

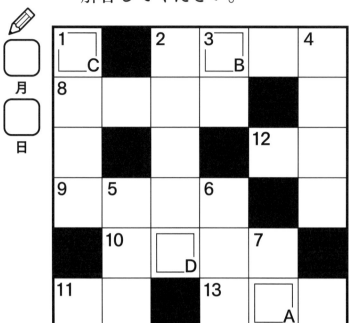

【タテのカギ】
1 ヤッホー
2 歌手・イルカさんの代表曲
3 家に入るとき必要
4 クイズ
5 酢の物にすると美味しい
6 フレーム
7 しっぽが可愛い

【ヨコのカギ】
2 踏むと「キュッ、キュッ」
8 南国のフルーツ
9 サラサラ
10 ナタや斧を使う
11 軟体動物
12 顔の真ん中にある
13 粒だったり粉だったり

A	B	C	D

5日目

こちらの3名の顔と名前を30秒で覚えてください。次のページでお聞きします。

次のページで答えてください。

月

日

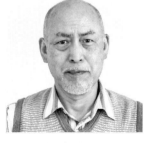

ひょうどうたかし

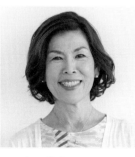

あずまよしこ

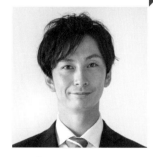

やまもとのぶひで

153ページの解答 〈364日目〉①396②154③680④119 〈365日目〉①420.3②605.9③158.6④437.3 〈366日目〉①ひょうたんからこまがでる②たびはみちづれよはなさけ③あたまかくしてしりかくさず④にくまれっこよにはばかる

11

このページの解答は**14**ページ

5日目

11ページの続き

前ページで覚えた３名の名前をお答えください。

① ② 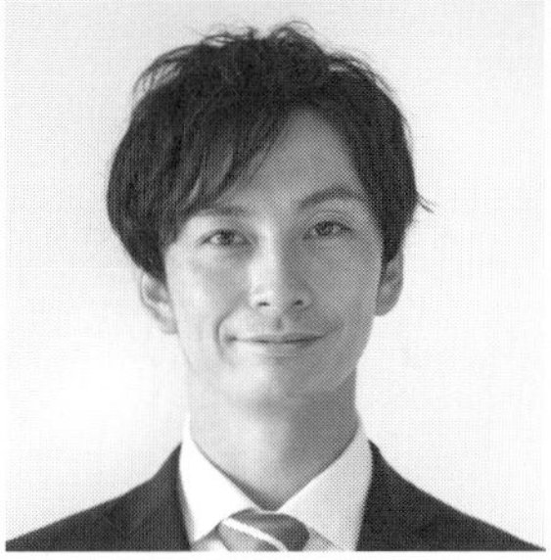 ③

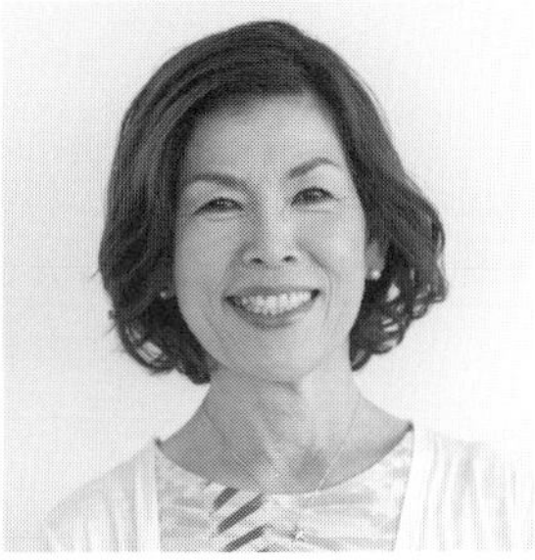

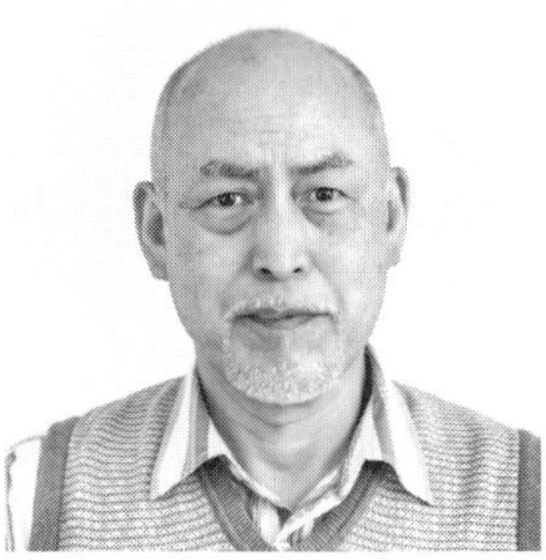

6日目

枠内の３つの図形を全部重ねたら、ＡからＥのどの図形になるでしょうか？

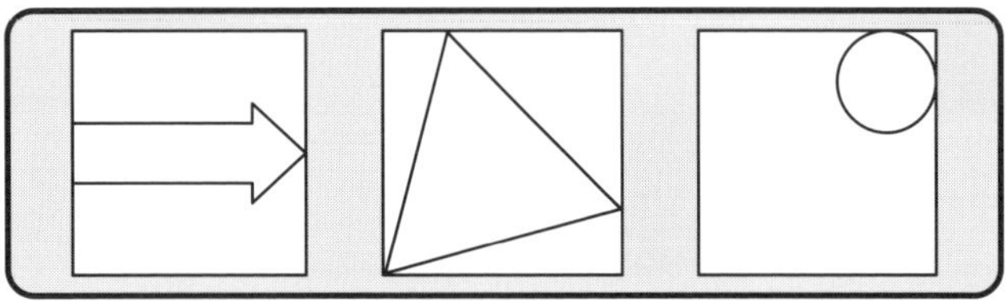

答 [ ]

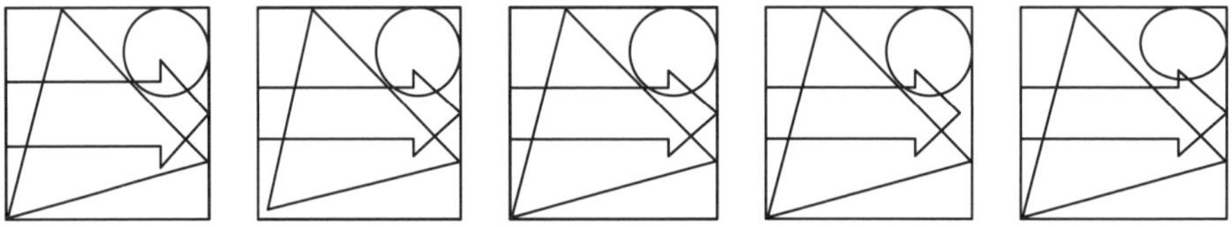

A B C D E

7日目

下線を引いたひらがな部分を漢字に直してください。

①しょくしを動かす。　　　　　　　　　[　　　　　　]

②せいこううどくの日々を送る。　　　[　　　　　　]

③人間至る所にせいざんあり。　　　　[　　　　　　]

④せいぼうが高い。　　　　　　　　　　[　　　　　　]

⑤天下分け目のてんのうざん。　　　　[　　　　　　]

10ページの解答　〈１日目〉②２　〈２日目〉①５cm②32㎠（158ページ参照）
〈３日目〉①あいまい②いしょう③いんぼう④うでまえ

8日目

次のひらがなを見ておぼえてください。15秒たったら問題をかくして、紙に書いてください。

（位置もしっかりおぼえましょう）

月

日

①

あさ	うし	おじ
さめ	あご	なつ

②

にく	びわ	めし
なえ	どろ	ふじ

9日目

次の計算を暗算で行ない、答えは算用数字で書いてください。

月

日

①よんじゅうはちたすごじゅうろく ＝ □

②しちじゅうごたすはちじゅうに ＝ □

③にじゅうにたすさんじゅうはち ＝ □

④ごじゅうさんたすきゅうじゅうに ＝ □

10日目

文字を並べ替えて正しいことわざを完成させてください。

月

日

①「てあおよおいはあしいよあいりでりあ」
　（　　　　　　　　　　　　　） ヒント：優秀な弟子

②「しかのうことりよこうめの」
　（　　　　　　　　　　　　　） ヒント：経験豊富

③「ぼねおのしせくふんおどまうやにるて」
　（　　　　　　　　　　　　　） ヒント：リーダーが何人も

④「らぐいんべのりどくせ」
　（　　　　　　　　　　　　　） ヒント：似たり寄ったり

11ページ
の解答　〈4日目〉（A）ス（B）キ（C）ヤ（D）キ（154ページ参照）

13

このページの解答は**16**ページ

11 日目

①あなたが8歳の誕生日を迎えたのは何年何月何日ですか？（年は西暦・和暦のどちらでもかまいません）

＿＿＿＿＿年＿＿月＿＿日

②次の漢数字を算用数字に書き換えてください。

二千三百八十五 ＿＿＿＿＿　　千六百二十七 ＿＿＿＿＿

四千四百九十二 ＿＿＿＿＿

③東海道新幹線が開通したのは何年ですか？（年は西暦・和暦のどちらでもかまいません）

＿＿＿＿＿年

月 ☐
日 ☐

12 日目

右のバラバラの図形を組み立てて左の図形をつくるとき、ひとつだけ使用しないものがあります。AからEのうちどれでしょうか。

月 ☐
日 ☐

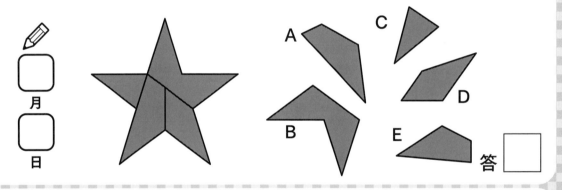

答 ☐

13 日目

単語を50音順に並べ替えてください。

1 ①相席　②愛想　③愛情　④哀愁

解答 ＿＿＿＿＿→＿＿＿＿＿→＿＿＿＿＿→＿＿＿＿＿

2 ①意趣　②移植　③意志　④衣装

解答 ＿＿＿＿＿→＿＿＿＿＿→＿＿＿＿＿→＿＿＿＿＿

3 ①英知　②栄転　③栄達　④英断

解答 ＿＿＿＿＿→＿＿＿＿＿→＿＿＿＿＿→＿＿＿＿＿

4 ①延々　②遠因　③円滑　④沿革

解答 ＿＿＿＿＿→＿＿＿＿＿→＿＿＿＿＿→＿＿＿＿＿

月 ☐
日 ☐

12ページの解答 〈5日目〉①あずまよしこ②やまもとのぶひで③ひょうどうたかし
〈6日目〉C〈7日目〉①食指②晴耕雨読③青山④声望⑤天王山

このページの解答は**17**ページ

14日目

タテの列、ヨコの列、太線で囲まれたブロックに、それぞれ1～4の数字が一つずつ入ります。（ア）～（ウ）のマスに入った数字をお答えください。（解き方は8ページ参照）

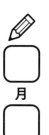

月

日

3	（ア）		
	4	2	（イ）
2			4
（ウ）	3	1	

15日目

次の計算をしましょう。計算機は使わず、筆算か暗算でお答えください。

月

日

① 563 － 265 ＝ [　　]

② 621 － 455 ＝ [　　]

③ 838 － 299 ＝ [　　]

④ 776 － 487 ＝ [　　]

16日目

1分間で次の言葉をできるだけたくさん暗記してください。次のページでお聞きします。

次のページで答えてください。

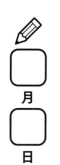

月

日

かばん	ずぼん	やかん	どかん	みかん
たいや	だいや	ゆみや	やどや	おもや
なると	みなと	さんど	てんと	なんど
わたし	たわし	ぼうし	こうし	ようし
そーだ	あいだ	かなだ	たなだ	なみだ

13ページ
の解答 〈9日目〉①104②157③60④145 〈10日目〉①あおはあいよりいでてあいよりあおし②かめのこうよりとしのこう③せんどうおおくしてふねやまにのぼる④どんぐりのせいくらべ

15

このページの解答は**18**ページ

16日目

前ページで覚えた言葉をできるだけたくさん書いてください。何個思い出せましたか？

15ページの続き

個

17日目

枠内の3つの図形を全部重ねたら、AからEのどの図形になるでしょうか？

月

日

答

A   B   C   D   E

18日目

次の問いの答えを「右利きの人は左手」で、「左利きの人は右手」で、「両利きの人はふだんペンを持たないほうの手」で記述してください。

次の漢字の読み方を書いてください。

月

日

①英断

[   ]

②円満

[   ]

③応援

[   ]

④憶測

[   ]

14ページの解答 〈11日目〉②2385・1627・4492③1964（昭和39）年 〈12日目〉E 〈13日目〉①④→③→①→② ②③→①→④→② ③③→④→①→② ④②→①→④→③

19
日目

次の漢字を見ておぼえてください。10秒たったら問題をかくして、紙に書いてください。
（位置もしっかりおぼえましょう）

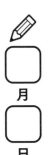

月

日

①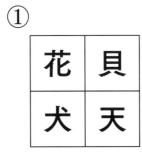

花	貝
犬	天

②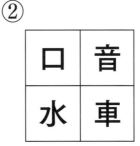

口	音
水	車

20
日目

下線を引いたひらがな部分を漢字に直してください。

①<u>としゅくうけん</u>で臨む。　　　　　　　［　　　　　　］

②彼は<u>はらげい</u>が得意だ。　　　　　　　［　　　　　　］

③彼は<u>ぼくねんじん</u>である。　　　　　　［　　　　　　］

④<u>こういん</u>矢のごとし。　　　　　　　　［　　　　　　］

⑤<u>くんとう</u>を受ける。　　　　　　　　　［　　　　　　］

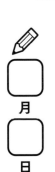

月

日

21
日目

たし算で計算しましょう。（計算方法は8ページ参照）

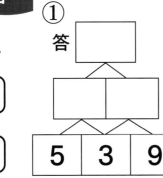

① 答

| 5 | 3 | 9 |

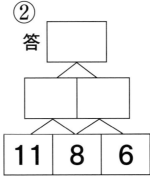

② 答

| 11 | 8 | 6 |

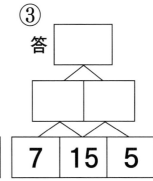

③ 答

| 7 | 15 | 5 |

月

日

15ページの解答 　〈14日目〉（ア）2（イ）3（ウ）4　〈15日目〉①298②166③539④289

17

22日目

①頭に「か」のつく言葉をできるだけたくさん書いてください。

_____

②昨日食べたものを1つ以上思い出して書いてください。

○月 ○日

_____

③湯川秀樹（ゆかわひでき）さんが受賞したのは？　ノーベル＿＿＿＿＿賞

23日目

立方体のブロックを積み重ねた次の図形は、何個のブロックで構成されているでしょうか。（※積まれたブロックの下に空洞はありません）

①

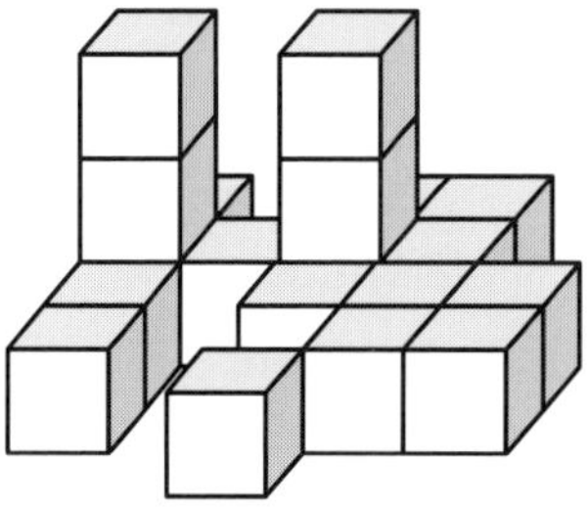

②

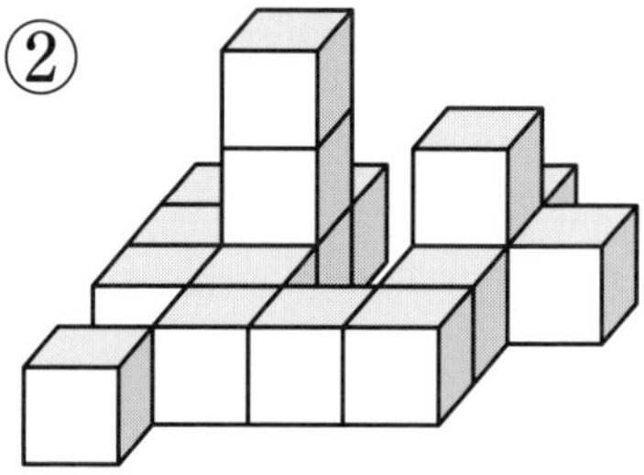

○月 ○日

[　　　　] 個　　　　[　　　　] 個

24日目

次の漢字の読み方を書いてください。

①虎魚　　[　　　　]　　⑤双六　　[　　　　]

②鴛鴦　　[　　　　]　　⑥釦　　　[　　　　]

③白粉　　[　　　　]　　⑦法螺貝　[　　　　]

④瑞西　　[　　　　]　　⑧饂飩　　[　　　　]

○月 ○日

16ページの解答　〈17日目〉B　〈18日目〉①えいだん②えんまん③おうえん④おくそく

このページの解答は**21**ページ

25日目

タテのカギとヨコのカギをヒントに、思いついた言葉をカタカナでマスに書き込んでください。
最後に、アルファベットを記したマスの言葉を並べて解答してください。

月
日

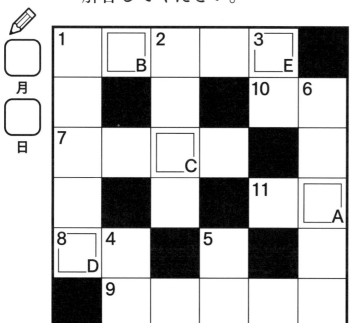

【タテのカギ】
1 卵で包む
2 海沿いに立つ
3 □□焼酎
4 日本は□□国
5 温かい
6 飛び立つ

【ヨコのカギ】
1 またがって乗るもの
7 またがって乗る人
8 日本食
9 白くてやわらかい
10 コーヒー
11 足

A	B	C	D	E

26日目

次の写真を30秒で覚えてください。次のページでお聞きします。

次のページで答えてください。

月
日

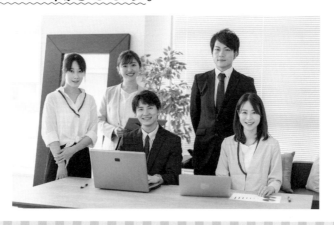

17ページの解答 〈20日目〉①徒手空拳②腹芸③朴念仁④光陰⑤薫陶
〈21日目〉①20②33③42

このページの解答は**22**ページ

26日目

次の計算問題に暗算でお答えください。

① 25 + 58 = ☐ 　② 9 × 7 = ☐ 　③ 180 − 83 = ☐

19ページの続き

前ページで覚えた写真について、次の質問にお答えください。

④何人の人が写っていましたか？　☐ 人

⑤そのうち女性は何人いましたか？　☐ 人

⑥机の上にノートパソコンは何台ありましたか？　☐ 台

27日目

枠内の3つの図形を全部重ねたら、AからEのどの図形になるでしょうか？

☐月 ☐日

答 ☐

A　B　C　D　E

28日目

次の計算を暗算で行ない、答えは算用数字で書いてください。

①ジュウハチタスジュウゴ　＝ ☐

②ニジュウニタスヨンジュウヨン　＝ ☐

③ゴジュウイチタスニジュウニ　＝ ☐

④キュウジュウサンタスジュウゴ　＝ ☐

☐月 ☐日

18ページの解答 〈22日目〉③物理学 〈23日目〉①19個②17個 〈24日目〉①おこぜ②おしどり③おしろい④スイス⑤すごろく⑥ボタン⑦ほらがい⑧うどん

29 日目

次の数字を見ておぼえてください。10秒たったら問題をかくして、紙に書いてください。

（位置もしっかりおぼえましょう）

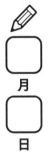

月

日

①

3	8
7	0

②

11	5
65	13

30 日目

下の盤面に「三文字熟語」はいくつ含まれているでしょうか？※熟語は「上下」「左右」「斜め」の8方向に一直線に記されており、途中で曲がったり飛ばしたりしていません。字は重複している場合もあります。無関係の文字が含まれていることもあります。

月

日

青	天	井	詞	力	事
写	海	案	動	通	空
真	山	原	助	神	絵
子	骨	千	体	実	高
強	秋	頂	歌	験	来
楽	隠	居	権	場	出

答 □ 個

31 日目

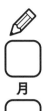

月

日

①手拍子をしながら、次の計算を暗算で行なってください。

$15 \times 3 =$ ＿＿＿　　$7 \times 11 =$ ＿＿＿　　$8 \times 8 =$ ＿＿＿

②時計を見ずにお答えください。今だいたい何時何分ごろ
ですか？　　　　　　　　　　＿＿＿＿時＿＿＿＿分ごろ

③東京タワー（日本電波塔）が完成したのは何年ですか？
（西暦・和暦のどちらでもかまいません）　　　＿＿＿＿年

32 日目

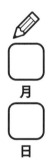

月

日

表示されている数字を手がかりに、「？」に入る数値
を計算して答えてください。

※分数・小数は使いません。見ただけで解けてしまわないように比率は
必ずしも正確ではありません。補助線が必要な場合もあります。

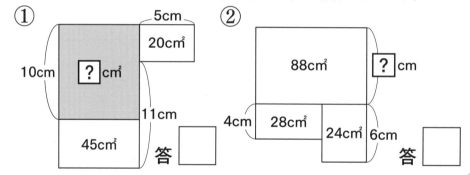

答 ☐　　　　答 ☐

33 日目

月

日

次の問いの答えを「右利きの人は左手」で、「左利きの人は右手」で、
「両利きの人はふだんペンを持たないほうの手」で記述してください。

次の漢字の読み方を書いてください。

①回想　　　　　　　　②陽炎
[　　　　　　　]　　　[　　　　　　　]

③祈願　　　　　　　　④生粋
[　　　　　　　]　　　[　　　　　　　]

20ページ
の解答 〈26日目〉①83②63③97④5人⑤3人⑥2台　〈27日目〉A
〈28日目〉①33②66③73④108

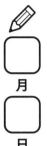

34 日目

タテの列、ヨコの列、太線で囲まれたブロックに、それぞれ1〜4の数字が一つずつ入ります。（ア）〜（ウ）のマスに入った数字をお答えください。（解き方は8ページ参照）

	3	1	(イ)
4	(ア)		3
1			
	2	(ウ)	1

月

日

35 日目

次の計算をしましょう。計算機は使わず、筆算か暗算でお答えください。

① $794 + 1492 =$

② $752 + 1333 =$

③ $863 + 682 =$

④ $1988 + 770 =$

月

日

36 日目

たし算で計算しましょう。（計算方法は8ページ参照）

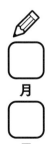

月

日

①

28	35	17

答

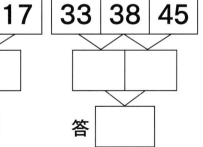

②

33	38	45

答

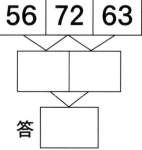

③

56	72	63

答

このページの解答は**26**ページ

37日目

①イスに座り、足踏みをしながら次の計算を暗算で行なってください。

33 + 46 + 11 = ＿＿＿　　　　19 + 52 + 6 = ＿＿＿

48 + 28 + 62 = ＿＿＿

②あなたのご自宅の郵便番号は何番ですか？

＿＿＿＿ － ＿＿＿＿＿

③昭和20年のヒット曲『リンゴの唄（うた）』を歌っていた歌手の名前は？

＿＿＿＿＿＿＿＿＿＿

月

日

38日目

A〜Cのうち、立方体の展開図として間違っているのはどれでしょうか。

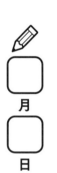

月

日

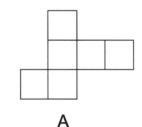
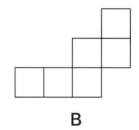
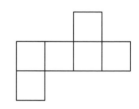

A　　　　　　　　B　　　　　　　　C

39日目

文字を並べ替えて正しいことわざを完成させてください。

①「そこうかきゅねむを」
（　　　　　　　　　　）ヒント：弱者の逆襲

②「みずみをきりてもを」
（　　　　　　　　　　）ヒント：全体が見えない

③「もかはよだいたいりのなた」
（　　　　　　　　　　）ヒント：全然安くない

④「つずごりあたさをとにと」
（　　　　　　　　　　）ヒント：きれいな去り際

月

日

22ページ の解答 〈31日目〉①45・77・64③1958（昭和33）年〈32日目〉①90㎠②8cm（158ページ参照）〈33日目〉①かいそう②かげろう③きがん④きっすい

このページの解答は**27**ページ

40日目

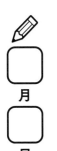

次のひらがなを見ておぼえてください。15秒たったら問題をかくして、紙に書いてください。
(位置もしっかりおぼえましょう)

月

日

①

とこ	つや	さく
けさ	とい	なわ

②

ひと	ぬの	ねつ
はち	ぬし	はな

41日目

次の計算を暗算で行ない、答えは算用数字で書いてください。

①三十九足す九十六 　＝ □

②六十四足す百八十 　＝ □

③百二十三足す三百二十一 ＝ □

④三百八十二引く百七十四 ＝ □

月

日

42日目

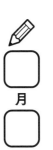

次のショートストーリーを読んで内容を覚えてください。次のページでお聞きします。

次のページで答えてください。

今日はとても幸運な日だった。コンビニエンスストアに行く途中にある3個の信号がすべて青で、一度も立ち止まらずに行くことができた。コンビニエンスストアでは、焼肉弁当とペットボトルの緑茶とシュークリームを購入。帰宅すると、懸賞で当たった景品がポストに届いていた。

月

日

23ページの解答 〈34日目〉（ア）1（イ）4（ウ）4 〈35日目〉①2286②2085③1545④2758
〈36日目〉①115②154③263

42日目

次の計算問題に暗算でお答えください。

① $7 \times 7 =$ ☐　　② $50 - 22 =$ ☐　　③ $67 + 95 =$ ☐

25ページの続き

前ページのショートストーリーの内容について、次の質問にお答えください。

④コンビニエンスストアに着くまでに信号は何個ありましたか？　☐個

⑤コンビニエンスストアで買ったのは何弁当でしたか？　☐

⑥ポストには何が届いていましたか？　☐

43日目

右のバラバラの図形を組み立てて左の図形をつくるとき、ひとつだけ使用しないものがあります。AからEのうちどれでしょうか。

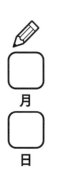

月　日

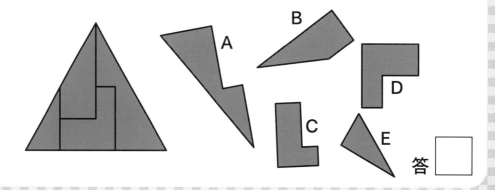

B

A

D

C

E

答 ☐

44日目

下線を引いたひらがな部分を漢字に直してください。

①<u>げいいんばしょく</u>の毎日だ。　　［　　　］

②<u>おちゃめ</u>な子どもたち。　　［　　　］

③<u>ようりょう</u>よく物事を進める。　　［　　　］

④<u>みょうれい</u>の女性。　　［　　　］

⑤都会に出て<u>ひとはた</u>揚げる。　　［　　　］

月　日

24ページの解答 〈37日目〉①90・77・138③並木路子 〈38日目〉B 〈39日目〉①きゅうそねこをかむ②きをみてもりをみず③ただよりたかいものはない④たつとりあとをにごさず

45 日目

タテのカギとヨコのカギをヒントに、思いついた言葉をカタカナでマスに書き込んでください。
最後に、アルファベットを記したマスの言葉を並べて解答してください。

月

日

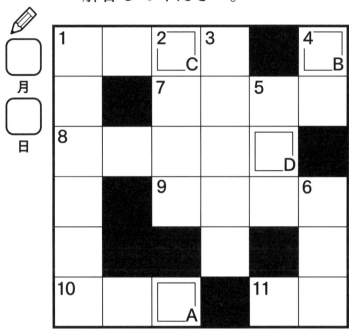

【タテのカギ】
1 電子計算機
2 原料はコンニャクイモ
3 舞台で下りてくるもの
4 門□□
5 スキー場で有名
6 二枚貝

【ヨコのカギ】
1 □□□□をくぐりぬけ♪
7 バラバラ
8 殻が硬い
9 陸上競技
10 完全栄養食品
11 □□がはずれた

A	B	C	D	

46 日目

たし算で計算しましょう。（計算方法は8ページ参照）

月

日

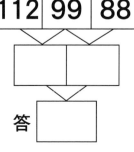

①
79 101 83

答

②
112 99 88

答

③
168 152 188

答

47 日目

①あなたが15歳の誕生日を迎えたのは何年何月何日ですか？（年は西暦・和暦のどちらでもかまいません）

＿＿＿＿年＿＿月＿＿日

②次の数字を10秒で覚えてください。

| 3729 | 5382 | 453 |

上の数字を手などで覆い隠し、覚えた数字を声に出して言ってください。

③昭和23年のヒット曲『東京ブギウギ』を歌っていた歌手の名前は？

＿＿＿＿＿＿＿＿＿＿

月
日

48 日目

枠内の3つの図形を全部重ねたら、AからEのどの図形になるでしょうか？

答 □

A　B　C　D　E

月
日

49 日目

次の問いの答えを「右利きの人は左手」で、「左利きの人は右手」で、「両利きの人はふだんペンを持たないほうの手」で記述してください。

次の漢字の読み方を書いてください。

①曲者
[　　　　　]

②薫陶
[　　　　　]

③慧眼
[　　　　　]

④厳粛
[　　　　　]

月
日

26ページの解答
〈42日目〉①49②28③162④3個⑤焼肉（弁当）⑥（懸賞で当たった）景品
〈43日目〉C〈44日目〉①鯨飲馬食②茶目③要領④妙齢⑤一旗

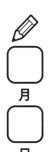

50日目

次の漢字を見ておぼえてください。10秒たったら問題をかくして、紙に書いてください。
（位置もしっかりおぼえましょう）

月
日

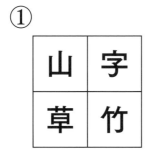

①

山	字
草	竹

②

名	今
毛	道

51日目

リストの言葉を1マスに1字ずつ入れてすべて埋めましょう。マスに入らなかった言葉をお答えください。
※1つの言葉は1回しか使えません。言葉を入れる方向は「上から下」「左から右」だけです。

月
日

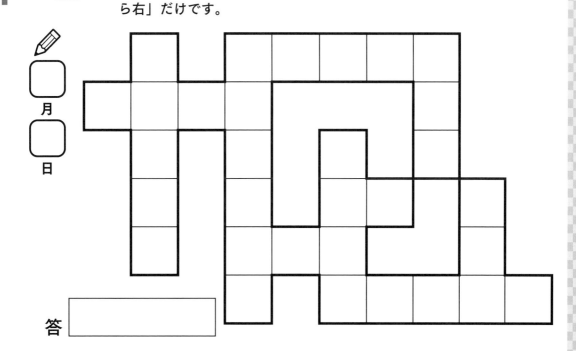

答

―― リスト（職業名）――

【2文字】	【3文字】	【4文字】	【5文字】	【6文字】
イシ	カシュ	タンテイ	ウンテンシ	ケイサツカン
キシ	サカン	ハイユウ	エンジニア	ゲイノウジン
	シェフ		ケンチクシ	

52 日目

① しあさっては何年何月何日何曜日ですか？（カレンダー等を見ないでお答えください。年は西暦・和暦のどちらでもかまいません）　　　　　年　　月　　日　　曜日

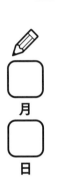

月

日

② ひらがなで書いた計算問題にお答えください。解答は算用数字で書いてください。

さんじゅうさんたすにじゅうはち　　＝　　　　　

よんじゅうろくひくじゅうしち　　　＝　　　　　

③ 昭和27年、日本人として初めてボクシングの世界チャンピオンになったのは誰？　　　　　　　　　　　

53 日目

立方体のブロックを積み重ねた次の図形は、何個のブロックで構成されているでしょうか。（※積まれたブロックの下に空洞はありません）

月

日

①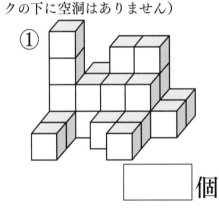

②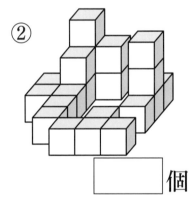

　　　　　個　　　　　　個

54 日目

文字を並べ替えて正しいことわざを完成させてください。

月

日

① 「うきずむたきもしすくで」

（　　　　　　　　　　　　　）ヒント：人それぞれ

② 「ももういてらさかずいそしんてにか」

（　　　　　　　　　　　　　）ヒント：悪いことはできない

③ 「なやりつるまもばもちれと」

（　　　　　　　　　　　　　）ヒント：小さなことからコツコツと

④ 「らぬぜきょのもこむよんうぞなわんをう」

（　　　　　　　　　　　　　）ヒント：いつの間にか覚えた

28ページ
の解答
〈47日目〉③笠置シヅ子　〈48日目〉D
〈49日目〉①くせもの②くんとう③けいがん④げんしゅく

55日目

タテの列、ヨコの列、太線で囲まれたブロックに、それぞれ1〜4の数字が一つずつ入ります。（ア）〜（ウ）のマスに入った数字をお答えください。（解き方は8ページ参照）

□ 月
□ 日

	4	（ア）	2
2	（イ）	1	
3			（ウ）
	1		3

56日目

下線を引いたひらがな部分を漢字に直してください。

□ 月
□ 日

① <u>ひとすじなわ</u>では行かない。　　　［　　　　　　］

② <u>たぬき</u>寝入りをする。　　　　　　［　　　　　　］

③ <u>たずな</u>を締める。　　　　　　　　［　　　　　　］

④ まるで<u>うごう</u>の衆だ。　　　　　　［　　　　　　］

⑤ <u>はくひょう</u>を踏む思い。　　　　　［　　　　　　］

57日目

何がいくつあるかを30秒で覚えてください。次のページでお聞きします。

次のページで答えてください。

ここにあるもの＝三角定規、クリップ、電卓、鉛筆、そろばん

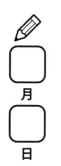

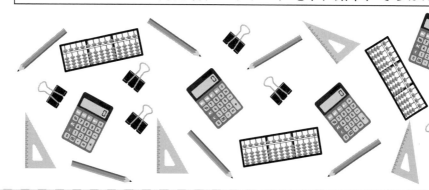

□ 月
□ 日

57日目

前ページで覚えたイラストについてお聞きします。

31ページの続き

①鉛筆は何本ありましたか？　　　　　本

②クリップは何個ありましたか？　　　　個

③電卓は何台ありましたか？　　　　　台

58日目

下の盤面に「三文字熟語」はいくつ含まれているでしょうか？※熟語は「上下」「左右」「斜め」の８方向に一直線に記されており、途中で曲がったり飛ばしたりしていません。字は重複している場合もあります。無関係の文字が含まれていることもあります。

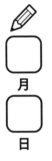

月

日

勝	電	信	柱	種	商
負	五	黒	粒	法	行
事	大	一	不	作	為
日	本	人	筋	無	感
詞	置	前	肉	縄	謝
神	福	七	質	問	状

答　　　　個

〈52日目〉②61・29③白井義男 〈53日目〉①25個②21個 〈54日目〉①たでくうむしもすきずき②てんもうかいかいそにしてもらさず③ちりもつもればやまとなる④もんぜんのこぞうならわぬきょうをよむ

59日目

次の数字を見ておぼえてください。10秒たったら問題をかくして、紙に書いてください。
（位置もしっかりおぼえましょう）

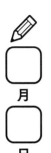

月

日

①

54	79
15	6

②

90	83
10	31

60日目

次の漢字の読み方を書いてください。

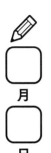

月

日

①棕櫚　［　　　　　］　⑤蔦　［　　　　　］

②白樺　［　　　　　］　⑥葱　［　　　　　］

③鍔　［　　　　　］　⑦箒　［　　　　　］

④恙虫　［　　　　　］　⑧菩提樹［　　　　　］

61日目

ひき算で計算しましょう。（計算方法は8ページ参照）

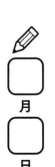

月

日

① 答

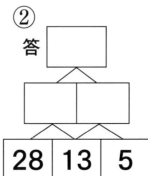

| 22 | 14 | 7 |

② 答

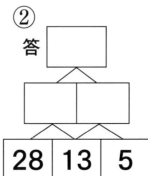

| 28 | 13 | 5 |

③ 答

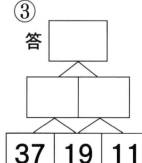

| 37 | 19 | 11 |

〈55日目〉（ア）3（イ）3（ウ）1
〈56日目〉①一筋縄②狸③手綱④烏合⑤薄氷

33

62日目

次の漢字の読み方を書いてください。

①帆立貝 [　　　　　] ⑤楪 [　　　　　]

②不如帰 [　　　　　] ⑥勿忘草 [　　　　　]

③紋白蝶 [　　　　　] ⑦燕尾服 [　　　　　]

④宿木 [　　　　　] ⑧荻 [　　　　　]

月

日

63日目

次の計算をしましょう。計算機は使わず、筆算か暗算でお答えください。

①$103 - 62 + 47 - 25$ = [　　　　]

②$284 - 118 + 57 - 175$ = [　　　　]

③$65 + 119 - 84 + 73$ = [　　　　]

④$53 + 235 - 147 + 89$ = [　　　　]

月

日

64日目

次の計算を暗算で行ない、答えは算用数字で書いてください。

①きゅうじゅうはちひくよんじゅうろく = [　　　　]

②しちじゅうさんひくろくじゅうご = [　　　　]

③ひゃくさんひくろくじゅうはち = [　　　　]

④ひゃくにじゅうごひくななじゅうしち = [　　　　]

月

日

34

32ページの解答　〈57日目〉①6本②6個③4台　〈58日目〉16個（157ページ参照）

65日目

単語を50音順に並べ替えてください。

1 ①温厚　②恩義　③温情　④恩恵

解答 _____→_____→_____→_____

2 ①快挙　②解禁　③回帰　④諧謔

解答 _____→_____→_____→_____

3 ①吉報　②吃驚　③喫緊　④生粋

解答 _____→_____→_____→_____

4 ①恐縮　②強靭　③郷愁　④狭小

解答 _____→_____→_____→_____

月 □
日 □

66日目

次の計算を暗算で行ない、答えは算用数字で書いてください。

①はちかけるよんじゅうはち　=　□

②ろくかけるさんじゅうさん　=　□

③にひゃくきゅうじゅうはちかけるさん　=　□

④ひゃくろくじゅうさんかけるしち　=　□

月 □
日 □

67日目

下線を引いたひらがな部分を漢字に直してください。

①はくびの出来だ。　［　　　　］

②だんちょうの思い。　［　　　　］

③ぶすいな人物。　［　　　　］

④武士のほんかい。　［　　　　］

⑤馬子にもいしょう。　［　　　　］

33ページ
の解答　〈60日目〉①しゅろ②しらかば③つば④つつがむし⑤つた⑥ねぎ⑦ほうき⑧ぼだ
いじゅ　〈61日目〉①1②7③10

68日目

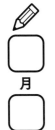

①次の言葉を 10 秒で覚えてください。

| 熊　　犬　　自転車　　朝顔　　商店街 |

覚えたら言葉を手などで覆い隠して、②③の問いにお答えください。

②次の計算問題に暗算でお答えください。

12 × 3 ＝＿＿　　45 ＋ 21 ＝＿＿　　86 － 48 ＝＿＿

③①の言葉を手で隠したまま、声に出して言ってください。

☐月 ☐日

69日目

枠内の 3 つの図形を全部重ねたら、A から E のどの図形になるでしょうか？

答 ☐

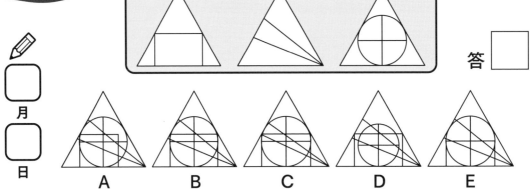

A　　B　　C　　D　　E

☐月 ☐日

70日目

次の問いの答えを「右利きの人は左手」で、「左利きの人は右手」で、「両利きの人はふだんペンを持たないほうの手」で記述してください。

次の漢字の読み方を書いてください。

①傲岸　　　　　　　②混沌

[　　　　　　　　]　[　　　　　　　　]

③錯綜　　　　　　　④暫定

[　　　　　　　　]　[　　　　　　　　]

☐月 ☐日

34ページ
の解答

〈62日目〉①ほたてがい②ほととぎす③もんしろちょう④やどりぎ⑤ゆずりは⑥わすれなぐさ⑦えんびふく⑧おぎ 〈63日目〉①63②48③173④230 〈64日目〉①52②8③35④48

71日目

次のひらがなを見ておぼえてください。15秒たったら問題をかくして、紙に書いてください。
（位置もしっかりおぼえましょう）

月 日

①

はは	はり	はむ
はら	はこ	はす

②

ねこ	ねつ	ねた
ねる	ねぎ	ねじ

72日目

次の故事ことわざの空欄を、十二支「子（鼠）・丑（牛）・寅（虎）・卯（兎）・辰（竜）・巳（蛇）・午（馬）・未（羊）・申（猿）・酉（鶏）・戌（犬）・亥（猪）」の生き物のいずれかで埋めてください。

月 日

①生き□の目を抜く
②□口となるも牛後となるなかれ
③張子の□
④夫婦喧嘩は□も食わぬ
⑤□の嫁入り

73日目

次の計算問題を解いて、答えを暗記しておいてください。次のページでお聞きします。

次のページで答えてください。

月 日

① $7 + 10 + 8 = $ □

② $4 \times 3 \times 3 = $ □

③ $89 - 25 - 33 = $ □

このページの解答は**40**ページ

73日目

次の言葉の読み方をお答えください。

①黄昏 ＝ 　　　　　　　　　②酔狂 ＝ 　　　　　　　

③白眉 ＝ 　　　　　　　

37ページの続き

④前ページの①の答えはいくつでしたか？ 　　　

⑤前ページの②の答えはいくつでしたか？ 　　　

⑥前ページの③の答えはいくつでしたか？ 　　　

74日目

ひき算で計算しましょう。（計算方法は8ページ参照）

月

日

①
| 68 | 39 | 24 |

答

②
| 114 | 72 | 54 |

答

③
| 221 | 137 | 86 |

答

75日目

文字を並べ替えて正しいことわざを完成させてください。

月

日

①「がうちやしょはにくりくに」
（ 　　　　　　　　　　　　　　　 ） ヒント：よく効く薬

②「いわがねおえんらのこらとをいばにう」
（ 　　　　　　　　　　　　　　　 ） ヒント：先のことはわからない

③「たゆずなうりょびうたら」
（ 　　　　　　　　　　　　　　　 ） ヒント：二人同時に存在できない

④「をびつだぶつてすへやいを」
（ 　　　　　　　　　　　　　　　 ） ヒント：余計なことをすると……

36ページの解答 〈68日目〉②36・66・38 〈69日目〉B
〈70日目〉①ごうがん②こんとん③さくそう④ざんてい

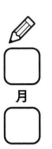

76 日目

タテの列、ヨコの列、太線で囲まれたブロックに、それぞれ1〜4の数字が一つずつ入ります。（ア）〜（ウ）のマスに入った数字をお答えください。（解き方は8ページ参照）

4		（イ）	1
	1	3	
（ア）			3
3		1	（ウ）

月

日

77 日目

次の計算をしましょう。計算機は使わず、筆算か暗算でお答えください。

① $235 + \boxed{} = 786$

② $439 + \boxed{} = 616$

③ $398 + \boxed{} = 894$

④ $528 + \boxed{} = 673$

月

日

78 日目

下線を引いたひらがな部分を漢字に直してください。

① ばんかん胸に迫る。　　　　　　　　　[　　　　　]

② ひつぜつに尽くしがたい。　　　　　　[　　　　　]

③ 事件はめいきゅう入りとなった。　　　[　　　　　]

④ 目からうろこが落ちる。　　　　　　　[　　　　　]

⑤ まるでおにの霍乱（かくらん）だ　　　[　　　　　]

月

日

79日目

① 頭に「せ」のつく言葉をできるだけたくさん書いてください。

_____

② 最近見た映画のタイトルは何ですか？

_____

③ 昭和32年のヒット曲『東京だョおっ母さん』を歌っていた歌手の名前は？ _____

月

日

80日目

右のバラバラの図形を組み立てて左の図形をつくるとき、ひとつだけ使用しないものがあります。AからEのうちどれでしょうか。

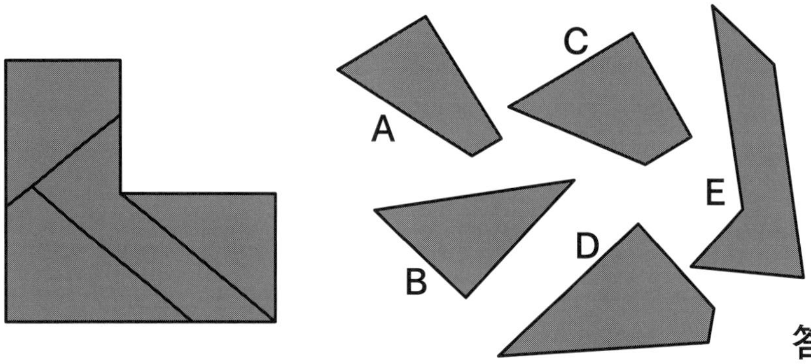

月

日

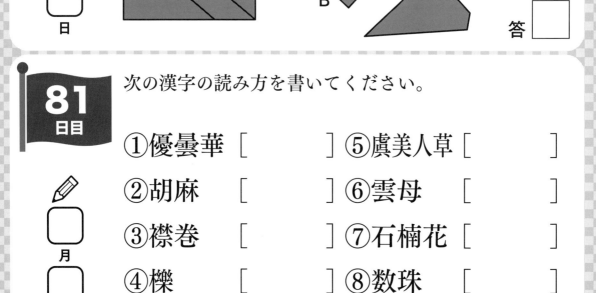

答 □

81日目

次の漢字の読み方を書いてください。

① 優曇華 [　　　] ⑤ 虞美人草 [　　　]

② 胡麻 [　　　] ⑥ 雲母 [　　　]

③ 襟巻 [　　　] ⑦ 石楠花 [　　　]

④ 櫟 [　　　] ⑧ 数珠 [　　　]

月

日

40　**38**ページの解答 〈73日目〉①たそがれ②すいきょう③はくび④25⑤36⑥31 〈74日目〉①14②24③33 〈75日目〉①りょうやくはくちににがし②らいねんのことをいえばおにがわらう③りょうゆうならびたたず④やぶをつついてへびをだす

82 日目

次の漢字を見ておぼえてください。10秒たったら問題をかくして、紙に書いてください。

（位置もしっかりおぼえましょう）

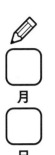

月

日

①

風	丸
数	寺

②

台	姉
安	号

83 日目

指示に従って地図上を移動すると、どこに到着するでしょうか。方角は上が北、下が南です。

月

日

①
1 学校の南門を出て左に進み、1つ目の角を左に曲がる。
2 まっすぐ進み、2つ目の角を右に曲がる。
3 1つ目の角の左にあるのは？

②
1 公園の東側に出て左に進み、2つ目の角を左に曲がる。
2 まっすぐ進み、2つ目の角を右に曲がる。
3 まっすぐ進み、1つ目の角の右にあるのは？

靴店　交番　食堂　神社　お寺　書店　病院　学校　公園

39ページ
の解答　〈76日目〉（ア）1（イ）2（ウ）2　〈77日目〉①551②177③496④145
〈78日目〉①万感②筆舌③迷宮④鱗⑤鬼

41

84日目

✏️

□ 月

□ 日

① 手拍子をしながら、次の問題にお答えください。

「今年は令和何年ですか？」＿＿＿＿＿＿＿

「来年は西暦何年ですか？」＿＿＿＿＿＿＿

「今年の干支は何ですか？」＿＿＿＿＿＿＿

「去年の干支は何ですか？」＿＿＿＿＿＿＿

② 100から14を5回引いたらいくつになりますか？　暗算でお答えください。　＿＿＿＿

③ 昭和33年のヒット曲『おーい中村君』を歌っていた歌手の名前は？　＿＿＿＿＿＿＿＿＿

85日目

✏️

□ 月

□ 日

枠内の3つの図形を全部重ねたら、AからEのどの図形になるでしょうか？

答 □

A　B　C　D　E

86日目

✏️

□ 月

□ 日

次の問いの答えを「右利きの人は左手」で、「左利きの人は右手」で、「両利きの人はふだんペンを持たないほうの手」で記述してください。

次の漢字の読み方を書いてください。

① 至言

[　　　　　　　　]

② 洒脱

[　　　　　　　　]

③ 趨勢

[　　　　　　　　]

④ 摂政

[　　　　　　　　]

40ページの解答　〈79日目〉③島倉千代子 〈80日目〉A 〈81日目〉①うどんげ②ごま③えりまき④くぬぎ⑤ぐびじんそう⑥うんも⑦しゃくなげ⑧じゅず

87 日目

タテのカギとヨコのカギをヒントに、思いついた言葉をカタカナでマスに書き込んでください。
最後に、アルファベットを記したマスの言葉を並べて解答してください。

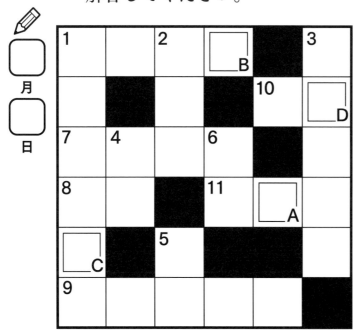

【タテのカギ】
1 懐かしのメロディー
2 渦巻き
3 カンタンです！
4 広まる
5 ボールを渡す
6 アルパカではない

【ヨコのカギ】
1 へそを隠す
7 □□□□マン
8 公のために
9 冬の行事
10 □□を張る
11 ほうき

A	B	C	D

88 日目

こちらの3名の顔と名前を30秒で覚えてください。次のページでお聞きします。

次のページで答えてください。

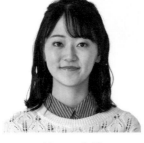
益田千秋

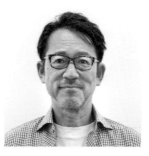
長原達郎

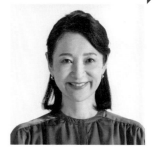
松本和代

88日目

43ページの続き

前ページで覚えた３名の名前をお答えください。

①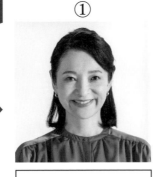

②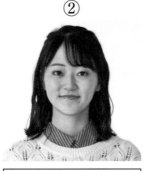

③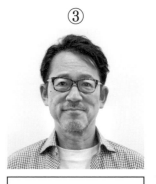

89日目

下の立体を①〜③それぞれの方向から見たときの形を、（ア）〜（ウ）から選んでください。

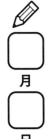

月

日

①上 ［　　　］

②横 ［　　　］

③正面 ［　　　］

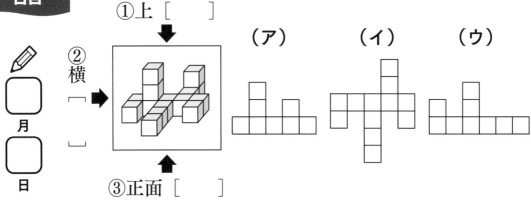

（ア）　　（イ）　　（ウ）

90日目

空欄に「同じ読みの漢字」を入れて、熟語を完成させてください。

同じ読み＝「ち」

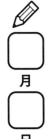

月

日

① □魚（ぎょ）　④ □辱（じょく）　⑦ □換（かん）

② □木（ぎ）　⑤ □延（えん）　⑧ □走（そう）

③ □水（すい）　⑥ □覚（かく）

42ページの解答
〈84日目〉②30③若原一郎　〈85日目〉E
〈86日目〉①しげん②しゃだつ③すうせい④せっしょう

91 日目

次の数字を見ておぼえてください。10秒たったら問題をかくして、紙に書いてください。
（位置もしっかりおぼえましょう）

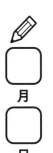

月

日

①

17	12
27	22

②

87	76
56	19

92 日目

次の計算をしましょう。計算機は使わず、筆算か暗算でお答えください。

月

日

① 24 × 15 =

② 17 × 38 =

③ 35 × 22 =

④ 53 × 19 =

93 日目

下線を引いたひらがな部分を漢字に直してください。

月

日

①かんぜん懲悪ものの映画。 ［　　　　　］

②彼はきいっぽんな性分だ。 ［　　　　　］

③しゅうもくが一致する。 ［　　　　　］

④鳶がたかを生む。 ［　　　　　］

⑤丼かんじょうの商売。 ［　　　　　］

43ページの解答　〈87日目〉（A）ジ（B）リ（C）ヨ（D）ク（154ページ参照）

94 日目

①次の数字を10秒で覚えてください。

5378294

覚えたら数字を手で覆い隠して、②の問いにお答えください。後でお聞きします。

②次の言葉の反対語は何ですか？

乗車⇒＿＿＿＿　　大柄⇒＿＿＿＿　　開会⇒＿＿＿＿

③①で覚えた数字を逆から書いてください。　＿＿＿＿＿

月

日

95 日目

表示されている数字を手がかりに、「？」に入る数値を計算して答えてください。

※分数・小数は使いません。見ただけで解けてしまわないように比率は必ずしも正確ではありません。補助線が必要な場合もあります。

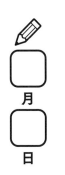

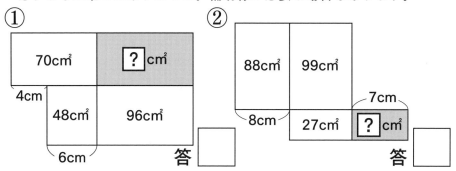

①

70cm²　　?cm²

4cm

48cm²　　96cm²

6cm

答

②

88cm²　　99cm²

8cm　　7cm

27cm²　　?cm²

答

月

日

96 日目

次の漢字の読み方を書いてください。

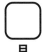

①七面鳥［　　　　］　⑤倫敦　　［　　　　］

②紫蘇　　［　　　　］　⑥浪漫　　［　　　　］

③軍鶏　　［　　　　］　⑦山葵　　［　　　　］

④泥鰌　　［　　　　］　⑧烏骨鶏［　　　　］

月

日

44ページ
の解答

〈88日目〉①松本和代②益田千秋③長原達郎 〈89日目〉①（イ）②（ウ）③（ア）〈90日目〉①稚②千③治④恥⑤遅⑥知⑦置⑧馳

97 日目

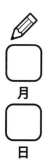

○ 月
○ 日

タテの列、ヨコの列、太線で囲まれたブロックに、それぞれ1〜4の数字が一つずつ入ります。（ア）〜（ウ）のマスに入った数字をお答えください。（解き方は8ページ参照）

	3		（ア）
4	（イ）	1	
	4		（ウ）
3		2	

98 日目

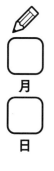

○ 月
○ 日

下の盤面に「三文字熟語」はいくつ含まれているでしょうか？※熟語は「上下」「左右」「斜め」の8方向に一直線に記されており、途中で曲がったり飛ばしたりしていません。字は重複している場合もあります。無関係の文字が含まれていることもあります。

自	然	数	鳥	舌	百
己	果	効	枚	分	人
流	刀	二	率	熱	力
瀬	線	幹	新	化	者
出	戸	形	合	気	楽
展	産	物	武	士	道

答 ☐ 個

〈92日目〉①360②646③770④1007
〈93日目〉①勧善②生一本③衆目④鷹⑤勘定

47

99日目

①昭和32年のヒット曲『有楽町で逢いましょう』を歌っていた歌手の名前は？ _____

②昭和33年に日清食品が発売した世界初のインスタントラーメンの名称は？ _____

③『狂った果実』など多くの映画で主演を務め、タフガイと呼ばれた俳優の名前は？ _____

月

日

100日目

A～Cのうち、立方体の展開図として間違っているのはどれでしょうか。

月

A   B   C

日

101日目

次の問いの答えを「右利きの人は左手」で、「左利きの人は右手」で、「両利きの人はふだんペンを持たないほうの手」で記述してください。

次の漢字の読み方を書いてください。

①造詣   ②遜色

[   ]   [   ]

月

③泰然   ④耽溺

[   ]   [   ]

日

46ページ の解答 〈94日目〉②降車（下車）・小柄・閉会③4928735　〈95日目〉①84㎠②21㎠（158ページ参照）
〈96日目〉①しちめんちょう②しそ③しゃも④どじょう⑤ロンドン⑥ロマン⑦わさび⑧うこっけい

102日目

次のひらがなを見ておぼえてください。15秒たったら問題をかくして、紙に書いてください。
（位置もしっかりおぼえましょう）

月 〇
日 〇

①

なす	にら	こめ
むぎ	たら	とり

②

かさ	くぎ	ふじ
とら	とち	てら

103日目

次の計算をしましょう。計算機は使わず、筆算か暗算でお答えください。

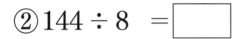

月 〇
日 〇

① 225 ÷ 9 ＝ ▢

② 144 ÷ 8 ＝ ▢

③ 252 ÷ 7 ＝ ▢

④ 473 ÷ 11 ＝ ▢

104日目

1分間で次の言葉をできるだけたくさん暗記してください。次のページでお聞きします。

次のページで答えてください。

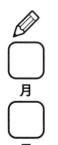

月 〇
日 〇

合図	明日	引力	絵本	大声
会社	会長	北風	元気	行楽
作文	茶道	姉妹	水道	正門
台風	茶色	月夜	手首	時計
名前	日夜	人間	年数	野山

47ページ の解答 〈97日目〉（ア）2　（イ）2　（ウ）1　〈98日目〉16個（157ページ参照）

このページの解答は **52**ページ

104日目

49ページの続き

前ページで覚えた言葉をできるだけたくさん書いてください。何個思い出せましたか？

	個

105日目

ひき算で計算しましょう。（計算方法は8ページ参照）

①

340	185	19

答

②

265	78	52

答

③

463	222	89

答

月

日

106日目

単語を50音順に並べ替えてください。

1 ①現出　②厳粛　③現実　④見識

解答 ＿＿＿＿→＿＿＿＿→＿＿＿＿→＿＿＿＿

2 ①降雪　②構成　③公然　④功績

解答 ＿＿＿＿→＿＿＿＿→＿＿＿＿→＿＿＿＿

3 ①指図　②査収　③些少　④桟敷

解答 ＿＿＿＿→＿＿＿＿→＿＿＿＿→＿＿＿＿

4 ①自粛　②自称　③指示　④史実

解答 ＿＿＿＿→＿＿＿＿→＿＿＿＿→＿＿＿＿

月

日

48ページの解答 〈99日目〉①フランク永井②チキンラーメン③石原裕次郎　〈100日目〉A
〈101日目〉①ぞうけい②そんしょく③たいぜん④たんでき

107 日目

タテのカギとヨコのカギをヒントに、思いついた言葉をカタカナでマスに書き込んでください。
最後に、アルファベットを記したマスの言葉を並べて解答してください。

○ 月
○ 日

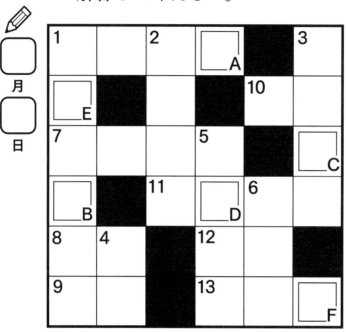

【タテのカギ】
1 日本の総氏神
2 におわない
3 そりを引く
4 □□汁
5 □□□□会
6 分度器

【ヨコのカギ】
1 蝶になる
7 一人で勉強
8 ガムではない
9 □□も方便
10 物をのせる
11 見渡す限りの～
12 □□舌
13 香川県

A	B	C	D	E	F

108 日目

文字を並べ替えて正しいことわざを完成させてください。

① 「さもんねもちりんかんきはくね」
（　　　　　　　　　　　　　　　　） ヒント：成長には年数がかかる

○ 月

② 「よぬらたとんかきうぬのわざ」
（　　　　　　　　　　　　　　　　） ヒント：あてにしていたのに

③ 「ばれそしれえなあないう」
（　　　　　　　　　　　　　　　　） ヒント：いざというときのために

○ 日

④ 「はうはやぎょそすたいくうせしゅしか」
（　　　　　　　　　　　　　　　　） ヒント：続けるのは難しい

49ページの解答　〈103日目〉①25②18③36④43

109 日目

①あなたが小学校を卒業したのは何年ですか？（回答は西暦でも和暦でもかまいません）　＿＿＿＿＿年3月

②魚の名前をできるだけたくさん書いてください。

＿＿＿＿＿＿＿＿＿＿＿＿＿＿＿＿＿＿＿＿＿

③1950年代に「栃若時代」を築いた二人の名横綱の名前（四股名）は？　＿＿＿＿＿と＿＿＿＿＿

月　日

110 日目

右のバラバラの図形を組み立てて左の図形をつくるとき、ひとつだけ使用しないものがあります。AからEのうちどれでしょうか。

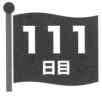

A　B　C　D　E　答□

月　日

111 日目

次の漢字の読み方を書いてください。

①刷毛　［　　　］　⑤蝋燭　［　　　］
②仏蘭西　［　　　］　⑥鷲　［　　　］
③紅葉　［　　　］　⑦鶯　［　　　］
④靄　［　　　］　⑧海月　［　　　］

月　日

50ページの解答 〈105日目〉①－11②161③108〈106日目〉①④→③→②→①　②②→④→①→③　③④→①→②→③　④③→④→①→②

次の漢字を見ておぼえてください。10秒たったら問題をかくして、紙に書いてください。
（位置もしっかりおぼえましょう）

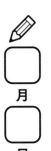

月

日

①

友	歌
星	紙

②

顔	回
知	言

113
日目

次の計算を暗算で行ない、答えは算用数字で書いてください。

月

日

①にひゃくじゅうたすごじゅうに ＝ ☐

②ひゃくはちじゅうごひくひゃくにじゅう ＝ ☐

③じゅうにかけるにじゅう ＝ ☐

④ろくじゅうさんわるきゅう ＝ ☐

114
日目

次の写真を30秒で覚えてください。
次のページでお聞きします。

次のページで答えてください。

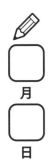

月

日

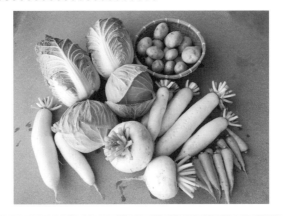

51ページの解答 〈107日目〉（A）シ（B）ン（C）カ（D）ン（E）セ（F）ン（154ページ参照）〈108日目〉①ももくりさんねんかきはちねん②とらぬたぬきのかわざんよう③そなえあればうれいなし④そうぎょうはやすくしゅせいはかたし

53

114日目

次の計算問題に暗算でお答えください。

① 12 + 22 = ☐　② 95 − 19 = ☐　③ 3 × 9 = ☐

53ページの続き

前ページで覚えた写真について、次の質問にお答えください。

④キャベツは何個ありましたか？ ☐ 個

⑤左上にあった野菜は何でしたか？ ☐

⑥ゴボウはありましたか？ ☐

115日目

かけ算で計算しましょう。（計算方法は 8 ページ参照）

月 ☐　日 ☐

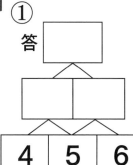
①
答

4　5　6

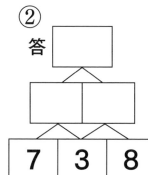
②
答

7　3　8

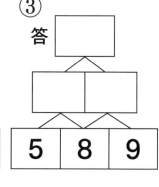
③
答

5　8　9

116日目

下線を引いたひらがな部分を漢字に直してください。

月 ☐　日 ☐

①そんなつもりは<u>もうとう</u>ない。　［　　　　］

②<u>りふじん</u>な言動。　［　　　　］

③<u>ぎゃくふう</u>に立ち向かう。　［　　　　］

④二足の<u>わらじ</u>は履けぬ。　［　　　　］

⑤<u>ことあげ</u>せず。　［　　　　］

52ページの解答　〈109日目〉③栃錦・若乃花 〈110日目〉B 〈111日目〉①はけ②フランス③もみじ（こうよう）④もや⑤ろうそく⑥わし⑦うぐいす⑧くらげ

117 日目

タテの列、ヨコの列、太線で囲まれたブロックに、それぞれ1～4の数字が一つずつ入ります。（ア）～（ウ）のマスに入った数字をお答えください。（解き方は8ページ参照）

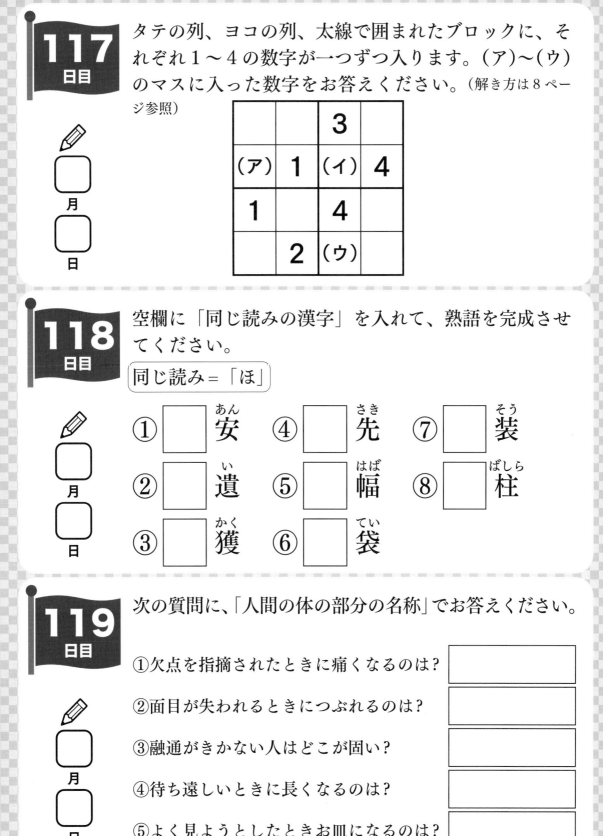

月

日

		3	
（ア）	1	（イ）	4
1		4	
	2	（ウ）	

118 日目

空欄に「同じ読みの漢字」を入れて、熟語を完成させてください。

同じ読み＝「ほ」

月

日

① □安（あん）　④ □先（さき）　⑦ □装（そう）

② □遺（い）　⑤ □幅（はば）　⑧ □柱（ばしら）

③ □獲（かく）　⑥ □袋（てい）

119 日目

次の質問に、「人間の体の部分の名称」でお答えください。

月

日

①欠点を指摘されたときに痛くなるのは？ □

②面目が失われるときにつぶれるのは？ □

③融通がきかない人はどこが固い？ □

④待ち遠しいときに長くなるのは？ □

⑤よく見ようとしたときお皿になるのは？ □

120日目

① 「にんべん」の漢字をできるだけたくさん書いてください。

_____

② 次の言葉を逆から読んで、ひらがなで書いてください。
（例「稽古⇒こいけ」）

帰省⇒_____　　　几帳面⇒_____

鯨飲馬食⇒_____

③ 南極の昭和基地で取り残され、昭和34年1月に生存確認
された2匹の樺太犬の名前は？　　_____ と _____

📝
○月
○日

121日目

立方体のブロックを積み重ねた次の図形は、何個のブロックで構成されているでしょうか。（※積まれたブロックの下に空洞はありません）

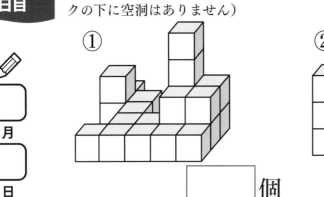
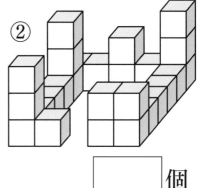

①

②

📝
○月
○日

[　　　] 個　　　　　[　　　] 個

122日目

次の問いの答えを「右利きの人は左手」で、「左利きの人は右手」で、「両利きの人はふだんペンを持たないほうの手」で記述してください。

次の漢字の読み方を書いてください。

① 知悉　　　　　　② 重宝

[　　　　　　　]　[　　　　　　　]

③ 追憶　　　　　　④ 辻褄

[　　　　　　　]　[　　　　　　　]

📝
○月
○日

〈114日目〉①34②76③27④2個⑤白菜⑥ない　〈115日目〉①600②504③2880　〈116日目〉①毛頭②理不尽③逆風④草鞋⑤言挙

このページの解答は **59**ページ

123 日目

次の数字を見ておぼえてください。10秒たったら問題をかくして、紙に書いてください。
（位置もしっかりおぼえましょう）

月 ☐

日 ☐

①

77	51
55	14

②

26	86
46	21

124 日目

次の計算をしましょう。計算機は使わず、筆算か暗算でお答えください。

月 ☐

日 ☐

① $22 \times 7 + 360$ = ☐

② $31 \times 5 + 282$ = ☐

③ $19 \times 12 + 434$ = ☐

④ $43 \times 6 + 348$ = ☐

125 日目

次のショートストーリーを読んで内容を覚えてください。次のページでお聞きします。

次のページで答えてください。

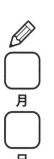

月 ☐

日 ☐

　私が近所の知り合いと玄関で立ち話をしていたら、奥の部屋から家族がくだらない冗談で笑っていたのが聞こえて、とても恥ずかしい思いをした。立ち話が長引くうちに、まだ0歳の孫がはいはいして玄関までやってきて、途中で拾った小さなゴミを見せてくれた。可愛いやら恥ずかしいやらで、私もお客も大笑いした。

125日目

次の計算問題に暗算でお答えください。

①22×5＝[＿＿]　　②48＋53＝[＿＿]　　③24÷8＝[＿＿]

57ページの続き

前ページのショートストーリーの内容について、次の質問にお答えください。

④「私」は玄関で何をしていましたか？[＿＿]

⑤奥の部屋にいたのは誰ですか？[＿＿]

⑥孫は玄関に来て何を見せてくれましたか？[＿＿]

126日目

表示されている数字を手がかりに、「？」に入る数値を計算して答えてください。

※分数・小数は使いません。見ただけで解けてしまわないように比率は必ずしも正確ではありません。補助線が必要な場合もあります。

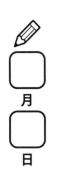

月

日

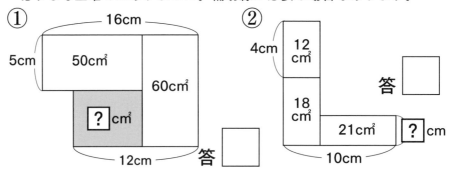

① 16cm / 5cm / 50cm² / 60cm² / ?cm² / 12cm / 答[＿]

② 4cm / 12cm² / 18cm² / 21cm² / ?cm / 10cm / 答[＿]

127日目

単語を50音順に並べ替えてください。

①①若輩　②灼熱　③洒脱　④借用

解答　＿＿＿→＿＿＿→＿＿＿→＿＿＿

②①心情　②斟酌　③紳士　④真実

解答　＿＿＿→＿＿＿→＿＿＿→＿＿＿

③①青春　②斉唱　③静寂　④誠実

解答　＿＿＿→＿＿＿→＿＿＿→＿＿＿

④①創作　②操作　③相殺　④送信

解答　＿＿＿→＿＿＿→＿＿＿→＿＿＿

月

日

56ページの解答 〈120日目〉②いせき・んめうょちき・くょしばんいいげ③タロ・ジロ　〈121日目〉①22個②26個　〈122日目〉①ちしつ②ちょうほう③ついおく④つじつま

128 日目

タテの列、ヨコの列、太線で囲まれたブロックに、それぞれ1～4の数字が一つずつ入ります。（ア）～（ウ）のマスに入った数字をお答えください。（解き方は8ページ参照）

月

日

	4	（ア）	
3	（イ）		2
		1	
1		（ウ）	4

129 日目

次の漢字の読み方を書いてください。

①麒麟　［　　　　］　⑤独逸　［　　　　］

②金鳳花［　　　　］　⑥鑿　［　　　　］

③鴫　［　　　　］　⑦狼煙　［　　　　］

④蜆　［　　　　］　⑧葡萄　［　　　　］

月

日

130 日目

次の計算をしましょう。計算機は使わず、筆算か暗算でお答えください。

① 38.4 ＋ 59.7 ＝ ☐

② 27.5 ＋ 87.3 ＝ ☐

③ 44.8 ＋ 73.4 ＝ ☐

④ 68.6 ＋ 82.7 ＝ ☐

月

日

57ページの解答　〈124日目〉①514②437③662④606

59

131日目

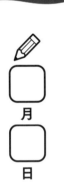

①鳥の名前をできるだけたくさん書いてください。

_____

②今朝は何時ごろに朝食を食べましたか？　_____時ごろ

月

③ 1960（昭和35）年に南米でマグニチュード9.5の超巨大地震が発生し、日本の沿岸まで津波が到達しました。この地震が発生した国はどこ？　_____

日

132日目

かけ算で計算しましょう。（計算方法は8ページ参照）

月

①
答

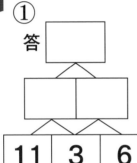

11　3　6

②
答

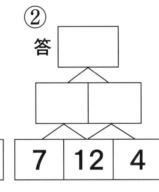

7　12　4

③
答

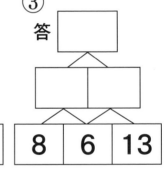

8　6　13

日

133日目

下線を引いたひらがな部分を漢字に直してください。

①彼は手先が<u>きよう</u>だ。　　　　　　［　　　　　］

②呉越<u>どうしゅう</u>。　　　　　　　　［　　　　　］

③<u>きょうきん</u>を開いて話す。　　　　［　　　　　］

④<u>うそ</u>も方便。　　　　　　　　　　［　　　　　］

⑤今夜は<u>ぶれいこう</u>だ。　　　　　　［　　　　　］

月

日

58ページ
の解答

〈125日目〉①110②101③4④立ち話⑤家族⑥ゴミ　〈126日目〉①30㎠②3㎝（158ページ参照）
〈127日目〉1 ②→①→④→③　2 ③→④→②→①　3 ④→③→①→②　4 ②→③→①→④

134日目

下の盤面に「三文字熟語」はいくつ含まれているでしょうか？※熟語は「上下」「左右」「斜め」の8方向に一直線に記されており、途中で曲がったり飛ばしたりしていません。字は重複している場合もあります。無関係の文字が含まれていることもあります。

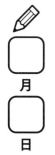

月

日

正	比	例	怪	気	炎
攻	直	談	判	文	三
法	防	者	造	院	書
古	兵	戦	役	籍	品
事	返	生	往	立	納
記	世	創	作	物	量

答 □ 個

135日目

何がいくつあるかを30秒で覚えてください。次のページでお聞きします。

次のページで答えてください。

ここにあるもの＝土鍋、包丁、おたま、しゃもじ、フライパン

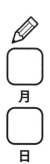

月

日

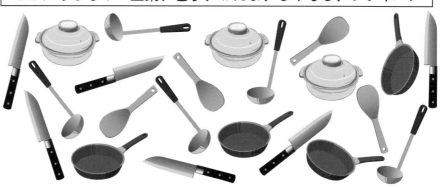

このページの解答は**64**ページ

135
日目

前ページで覚えたイラストについてお聞きします。

61
ページの
続き

①おたまは何本ありましたか？ ☐ 本

②しゃもじは何本ありましたか？ ☐ 本

③包丁は何本ありましたか？ ☐ 本

136
日目

枠内の３つの図形を全部重ねたら、ＡからＥのどの図形になるでしょうか？

☐月 ☐日

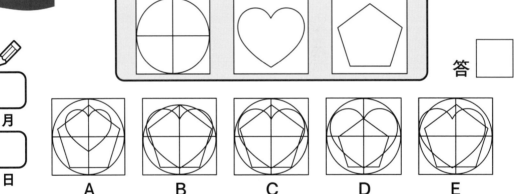

答 ☐

A B C D E

137
日目

次の問いの答えを「右利きの人は左手」で、「左利きの人は右手」で、「両利きの人はふだんペンを持たないほうの手」で記述してください。

次の漢字の読み方を書いてください。

☐月 ☐日

①抵触

[　　　　　　　]

②顛末

[　　　　　　　]

③慟哭

[　　　　　　　]

④頓挫

[　　　　　　　]

60ページ
の解答 〈131日目〉③チリ 〈132日目〉①594②4032③3744
〈133日目〉①器用②同舟③胸襟④嘘⑤無礼講

138日目

タテのカギとヨコのカギをヒントに、思いついた言葉をカタカナでマスに書き込んでください。
最後に、アルファベットを記したマスの言葉を並べて解答してください。

月

日

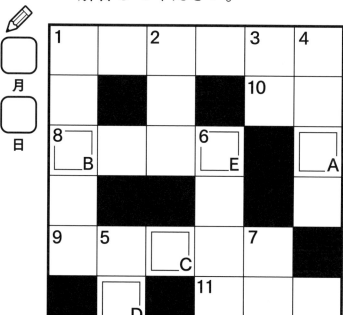

【タテのカギ】
1 お花が咲いた
2 借りる契約
3 牧場にいる
4 チームを率いる
5 左右で1足
6 □□□□とカルテル
7 猛獣

【ヨコのカギ】
1 牛・豚・鶏
8 日が昇る
9 ラジオ番組にハガキを送る
10 地球の表面の70%
11 ラグビーで点を取る方法

A	B	C	D	E

139日目

文字を並べ替えて正しいことわざを完成させてください。

月

日

① 「にれらせはぬらえはか」
（　　　　　　　　　　　）ヒント：犠牲もやむなし

② 「きてのれきいへんせ」
（　　　　　　　　　　　）ヒント：びっくり！

③ 「きずのなそれじょもすのこう」
（　　　　　　　　　　　）ヒント：上達の秘訣

④ 「まじょりすわぎのい」
（　　　　　　　　　　　）ヒント：仲良し

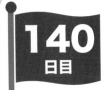

140日目

月

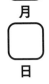
日

①イスに座り、足踏みをしながら次の計算を暗算で行なってください。

① 22 × 3 =＿＿＿　　② 8 + 4 + 9 =＿＿＿　　③ 67 − 33 =＿＿＿

④おととしの誕生日で、あなたは何歳になりましたか？

＿＿＿歳

⑤ 1961年に人類初の有人宇宙飛行を行ない、「地球は青かった」と言った宇宙飛行士の名前は？＿＿＿＿＿＿

141日目

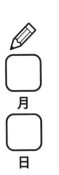
月

日

右のバラバラの図形を組み立てて左の図形をつくるとき、ひとつだけ使用しないものがあります。AからEのうちどれでしょうか。

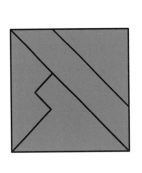

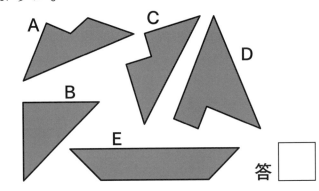

答□

142日目

月

日

漢字の読みでしりとりをしましょう。①からスタートです。

①素直	人語	鶉豆	護符
礼節	扶持	伯父
嫡流	雪崩	雌花

①素直　→②＿＿＿　→③＿＿＿　→④＿＿＿　→⑤＿＿＿
→⑥＿＿＿　→⑦＿＿＿　→⑧＿＿＿　→⑨＿＿＿　→⑩＿＿＿

62ページの解答 〈135日目〉①5本②4本③6本　〈136日目〉C
〈137日目〉①ていしょく②てんまつ③どうこく④とんざ

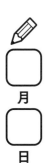

143日目

次の漢字を見ておぼえてください。**10秒たったら問題をかくして、紙に書いてください。**

（位置もしっかりおぼえましょう）

月

日

①
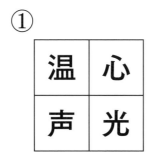

温	心
声	光

②
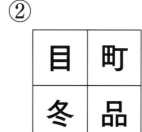

目	町
冬	品

やってみましょう！脳トレエクササイズ①
すりすりトントン

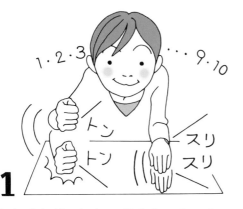

1

☞右手をグーにして机をトントンと叩きます。

☞左手をパーにして、右手と同時に同じリズムで、机をすりすりと前後にさすります。

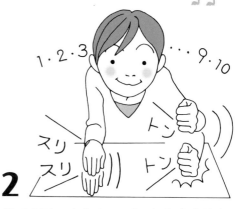

2

☞10回できたら、パッと左右を入れ替えて（右手ですりすり、左手でトントン）、続けて10回行ないましょう。

もうひとがんばり！

だんだんとスピードアップして、1、2を繰り返してみましょう。さらに慣れてきたら、机を使わず、空中で行なってみてください。

144日目

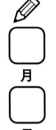

月

日

①次の言葉を10秒で覚えてください。

神妙	時化	息災	無礼講	花道

覚えたら言葉を手などで覆い隠して、②③の問いにお答えください。

②次の熟語の読み方をお答えください。

八重歯＝＿＿＿＿　　風情＝＿＿＿＿　　長丁場＝＿＿＿＿＿

③①の言葉を手で隠したまま、声に出して言ってください。

145日目

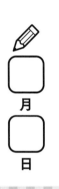

月

日

A～Cのうち、立方体の展開図として間違っているのはどれでしょうか。

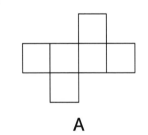

A

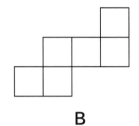

B

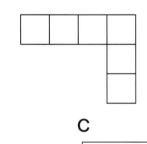

C

146日目

月

日

次の計算を暗算で行ない、答えは算用数字で書いてください。

①二十四足す十三足す四十五　＝ ＿＿＿＿

②六十四足す二十六足す八十三　＝ ＿＿＿＿

③五十五足す五十八足す六十八　＝ ＿＿＿＿

④十七足す二百二十足す七十二　＝ ＿＿＿＿

64ページ の解答 〈140日目〉①66②21③34⑤（ユーリイ・）ガガーリン〈141日目〉A
〈142日目〉②伯父③人語④護符⑤扶持⑥嫡流⑦鶉豆⑧雌花⑨雪崩⑩礼節

147 日目

リストの言葉を1マスに1字ずつ入れてすべて埋めましょう。マスに入らなかった言葉をお答えください。

※1つの言葉は1回しか使えません。言葉を入れる方向は「上から下」「左から右」だけです。

月

日

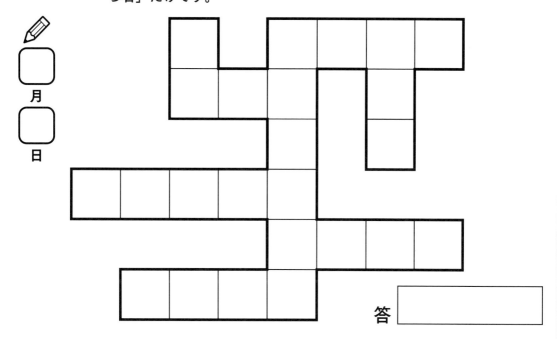

答

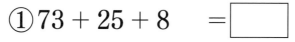

──── リスト（くだものの名前）────

【2文字】	【3文字】	【4文字】	【5文字】	【6文字】
カキ	イチゴ	ネーブル	ココナッツ	パイナップル
	キウイ	パパイヤ	マスカット	マンゴスチン
		プルーン		

148 日目

次の計算問題を解いて、答えを暗記しておいてください。次のページでお聞きします。

次のページで答えてください。

月

日

① $73 + 25 + 8 =$

② $5 \times 6 \times 3 =$

③ $205 - 38 - 97 =$

148日目

次の言葉の読み方をお答えください。

①韋駄天＝ [　　　　]　　②花鳥風月＝ [　　　　]

③登竜門＝ [　　　　]

67ページの続き

④前ページの①の答えはいくつでしたか？ [　　　]

⑤前ページの②の答えはいくつでしたか？ [　　　]

⑥前ページの③の答えはいくつでしたか？ [　　　]

149日目

下の立体を①～③それぞれの方向から見たときの形を、（ア）～（ウ）から選んでください。

①上 [　　　]

②横 [　　　]

③正面 [　　　]

（ア）　　（イ）　　（ウ）

月

日

150日目

次の問いの答えを「右利きの人は左手」で、「左利きの人は右手」で、「両利きの人はふだんペンを持たないほうの手」で記述してください。

次の漢字の読み方を書いてください。

①内諾　　　　　　②捏造

[　　　　　] [　　　　　]

③馬脚　　　　　　④俯瞰

[　　　　　] [　　　　　]

月

日

66ページの解答 〈144日目〉②やえば・ふぜい・ながちょうば 〈145日目〉C
〈146日目〉①82②173③181④309

151日目

次の数字を見ておぼえてください。10秒たったら問題をかくして、紙に書いてください。
（位置もしっかりおぼえましょう）

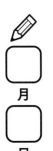

月

日

①

31	59
24	33

②

28	94
66	38

152日目

空欄に「同じ読みの漢字」を入れて、熟語を完成させてください。

同じ読み＝「あん」

月

日

① □逸（いつ）　④草□（そう）　⑦□蜜（みつ）

② □脚（ぎゃ）　⑤□上（じょう）　⑧□子（ず）

③ □算（ざん）　⑥妙□（みょう）

153日目

次の計算をしましょう。計算機は使わず、筆算か暗算でお答えください。

月

日

① 5 × 12 × 8 ＝ □

② 7 × 8 × 6 ＝ □

③ 11 × 7 × 4 ＝ □

④ 13 × 5 × 9 ＝ □

154日目

① 「ごんべん」の漢字をできるだけたくさん書いてください。

_____

② 次の言葉を逆から読んで、ひらがなで書いてください。
（例「稽古⇒こいけ」）

手塩⇒_____　　　手練手管⇒_____

画竜点睛⇒_____

③ 昭和36年のヒット曲『上を向いて歩こう』を作曲したのは誰？
_____

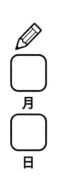

月

日

155日目

表示されている数字を手がかりに、「？」に入る数値を計算して答えてください。

※分数・小数は使いません。見ただけで解けてしまわないように比率は必ずしも正確ではありません。補助線が必要な場合もあります。

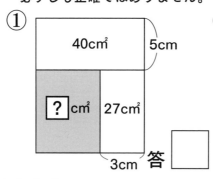

①
40cm²　5cm
？cm²　27cm²
3cm　答

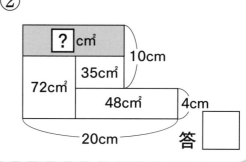

②
？cm²　10cm
72cm²　35cm²
48cm²　4cm
20cm　答

月

日

156日目

次の計算を暗算で行ない、答えは算用数字で書いてください。

① サンビャクロクジュウゴタスニヒャクジュウキュウ ＝ [　　]

② ヒャクハチジュウハチタスヒャクロクジュウロク ＝ [　　]

③ ヨンヒャクゴジュウロクヒクサンビャクハチジュウ ＝ [　　]

④ ロッピャクサンジュウヨンヒクサンビャクニジュウニ ＝ [　　]

月

日

68ページの解答

〈148日目〉①いだてん②かちょうふうげつ③とうりゅうもん④106⑤90⑥70
〈149日目〉①（ウ）②（ア）③（イ）〈150日目〉①ないだく②ねつぞう③ばきゃく④ふかん

157日目

タテのカギとヨコのカギをヒントに、思いついた言葉をカタカナでマスに書き込んでください。
最後に、アルファベットを記したマスの言葉を並べて解答してください。

月　日

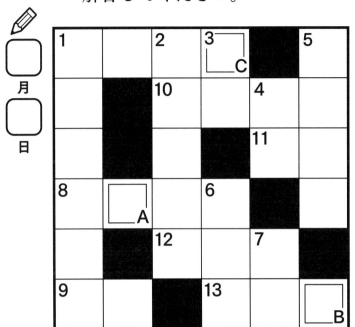

【タテのカギ】
1 吉田兼好
2 いそぎの知らせ
3 国語算数□□社会
4 ボーダー
5 目移りする
6 ぼんやり
7 一人称

【ヨコのカギ】
1 指先のお手入れ
8 □□□□富士
9 □□を読む
10 地面と建物の間
11 和気清□□
12 鋭い歯をもつ魚
13 陶芸

A	B	C

158日目

文字を並べ替えて正しいことわざを完成させてください。

① 「がうおくたねいりんやしょすしがなく」
（　　　　　　　　　　　　　　　　　）ヒント：歳をとるのは早い

② 「あべりじみにあかしょりみうにめ」
（　　　　　　　　　　　　　　　　　）ヒント：秘密はばれる

③ 「らわかしょずんしすべる」
（　　　　　　　　　　　　　　　　　）ヒント：未熟な頃を

④ 「かかるのええこはる」
（　　　　　　　　　　　　　　　　　）ヒント：子は親に似る

月　日

69ページの解答 〈152日目〉①安②行③暗④庵（案）⑤鞍⑥案⑦餡⑧杏
〈153日目〉①480②336③308④585

159 日目

①イスに座り、足踏みをしながら次の問いにお答えください。
「城」がつく都道府県が2つあります。どことどこです
か？　　　　　　　　　　　　　　と

②再来年の干支（えと）は何ですか？

③昭和37年のヒット曲『いつでも夢を』を歌っていたのは
誰と誰？　　　　　　　　　　　と

月

日

160 日目

枠内の3つの図形を全部重ねたら、AからEのどの図
形になるでしょうか？

答

A　　　　B　　　　C　　　　D　　　　E

月

日

161 日目

次の故事ことわざの空欄を、十二支「子（鼠）・丑
（牛）・寅（虎）・卯（兎）・辰（竜）・巳（蛇）・午
（馬）・未（羊）・申（猿）・酉（鶏）・戌（犬）・亥
（猪）」の生き物のいずれかで埋めてください。

①鬼が出るか□が出るか
②苛政は□よりも猛し
③□頭□尾
④□の皮を着た狼
⑤□突猛進

月

日

70ページの解答 〈154日目〉②おして・だくてんれて・いせんてうょりが③中村八大 〈155日目〉①45㎠②75㎠（158ページ参照）〈156日目〉①584②354③76④312

162 日目

次のひらがなを見ておぼえてください。15秒たったら問題をかくして、紙に書いてください。
（位置もしっかりおぼえましょう）

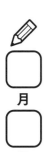

月

日

①

たび	くも	たつ
そり	そふ	せみ

②

すみ	すま	のみ
へび	くわ	すし

163 日目

次の計算を暗算で行ない、答えは算用数字で書いてください。

①二百五引く百二十 ＝

②二十五掛ける三十 ＝

③百六十足す七十三 ＝

④百五十掛ける三十 ＝

月

日

164 日目

こちらの3名の顔と名前を30秒で覚えてください。次のページでお聞きします。

次のページで答えてください。

月

日

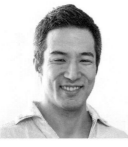　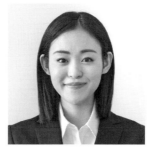　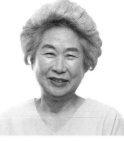

なつめよしたか　　ひらやまれいな　　すずはらかよこ

164日目

次の計算問題に暗算でお答えください。

①26 × 2 = 　　　　　　②68 + 45 = 　　　　　　③96 − 35 = 　　　　

73ページの続き

前ページで覚えた3名の名前をお答えください。

④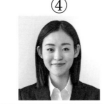　　　⑤　　　⑥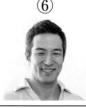

　　　　　　　　　　　　　　　　　　

165日目

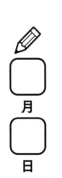

月

日

一〜十のうち足りない数字を見つけて頭の中で「暗算」してください。答えは算用数字で書きましょう。

〈例〉

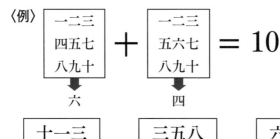

一二三
四五七
八九十
↓
六

+

一二三
五六七
八九十
↓
四

= 10

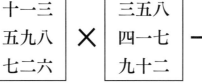

十一三
五九八
七二六

×

三五八
四一七
九十二

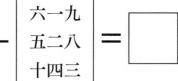

−

六一九
五二八
十四三

= 　　

166日目

📝

月

日

単語を50音順に並べ替えてください。

1 ①退却　②対局　③大気　④退去

解答 ＿＿＿→＿＿＿→＿＿＿→＿＿＿

2 ①達成　②達人　③脱帽　④達観

解答 ＿＿＿→＿＿＿→＿＿＿→＿＿＿

3 ①着想　②着眼　③着任　④着実

解答 ＿＿＿→＿＿＿→＿＿＿→＿＿＿

4 ①聴講　②寵児　③朝刊　④超越

解答 ＿＿＿→＿＿＿→＿＿＿→＿＿＿

72ページの解答 〈159日目〉①宮城（県）・茨城（県）③橋幸夫・吉永小百合 〈160日目〉B
〈161日目〉①蛇②虎③竜・蛇④羊⑤猪

167
日目

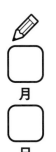

月

日

タテの列、ヨコの列、太線で囲まれたブロックに、それぞれ1〜4の数字が一つずつ入ります。（ア）〜（ウ）のマスに入った数字をお答えください。（解き方は8ページ参照）

3			4
（ア）		（イ）	1
	2		
1	（ウ）	4	

168
日目

月

日

下線を引いたひらがな部分を漢字に直してください。

①<u>みそ</u>ラーメンを食べた。　　　　　　[　　　　　]

②いずれ<u>あやめ</u>か杜若。　　　　　　　　[　　　　　]
（かきつばた）

③立てば芍薬座れば<u>ぼたん</u>。　　　　　　[　　　　　]
（しゃくやく）

④その発言は<u>とうとつ</u>に感じた。　　　　[　　　　　]

⑤<u>はんにゃ</u>心経を唱える。　　　　　　　[　　　　　]

169
日目

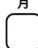

月

日

次の計算をしましょう。計算機は使わず、筆算か暗算でお答えください。

① □ × 23 ＝ 437

② □ × 17 ＝ 595

③ □ × 11 ＝ 704

④ □ × 34 ＝ 1972

170日目

①次の英単語を10秒で覚えてください。

| apple　　paper　　dog |

覚えたら手などで覆い隠して、②③の問いにお答えください。

②次の熟語の読み方をお答えください。

春一番＝＿＿＿＿＿　　反故＝＿＿＿　　提灯＝＿＿＿＿＿

③①の英単語を手で隠したまま、声に出して言ってください。

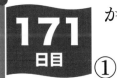

171日目

かけ算で計算しましょう。（計算方法は8ページ参照）

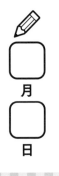

①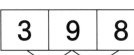

| 3 | 9 | 8 |

答 □

②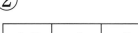

| 12 | 4 | 6 |

答 □

③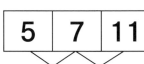

| 5 | 7 | 11 |

答 □

172日目

空欄に「同じ読みの漢字」を入れて、熟語を完成させてください。

| 同じ読み＝「そう」 |

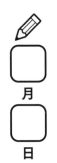

① □員（いん）　　④ □建（けん）　　⑦ □厳（ごん）

② □起（き）　　⑤ □健（けん）　　⑧ □侶（りょ）

③ □窟（くつ）　　⑥ □降（こう）

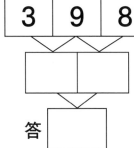 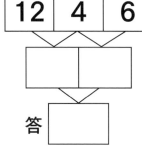  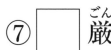

74ページの解答

〈164日目〉①52②113③61④ひらやまれいな⑤すずはらかよこ⑥なつめよしたか　〈165日目〉17
〈166日目〉**1** ③→①→④→②　**2** ④→②→①→③　**3** ②→④→①→③　**4** ④→③→①→②

このページの解答は**79**ページ

173日目

次の漢字を見ておぼえてください。10秒たったら問題をかくして、紙に書いてください。
（位置もしっかりおぼえましょう）

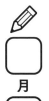

月 ◯
日 ◯

①

木	黄
春	百

②

天	祝
豆	羊

174日目

次の計算をしましょう。計算機は使わず、筆算か暗算でお答えください。

① $2986 + 5843 = \boxed{}$

② $\boxed{} + 8261 = 11795$

③ $7423 + \boxed{} = 12778$

④ $6729 + 1198 = \boxed{}$

月 ◯
日 ◯

175日目

指定した音が何回出てくるか、頭の中だけで数えてお答えください。

①「よ」は何回出てきますか？

　よき人のよしとよく見てよしと言ひし
　　吉野よく見よよき人よく見
　　　（よしの）

$\boxed{}$ 回

②「こ」は何回出てきますか？

　来むと言ふも来ぬ時あるを来じと言ふを
　（こ）　　　（こ）　　　（こ）
　　来むとは待たじ来じと言ふものを
　　（こ）　　　（こ）

$\boxed{}$ 回

月 ◯
日 ◯

75ページ
の解答

〈167日目〉（ア）2（イ）3（ウ）3
〈168日目〉①味噌②菖蒲③牡丹④唐突⑤般若　〈169日目〉①19②35③64④58

このページの解答は **80** ページ

176日目

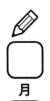

①令和元年は西暦何年でしたか？（カレンダー等を見ずにお答えください）　　　　　　　　　　　年

②平成元年は西暦何年でしたか？（カレンダー等を見ずにお答えください）　　　　　　　　　　　年

月
日

③昭和33年に放映開始した冒険活劇で、三日月を施した白いターバン、サングラス、白いマスク、白いマントなどを着て悪者を懲らしめるヒーローの名前は？　　　　　　

177日目

右のバラバラの図形を組み立てて左の図形をつくるとき、ひとつだけ使用しないものがあります。AからEのうちどれでしょうか。

月
日

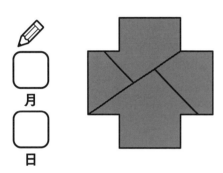

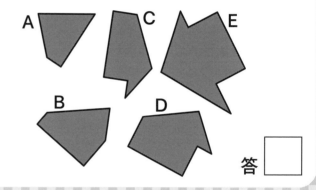

答　　

178日目

次の問いの答えを「右利きの人は左手」で、「左利きの人は右手」で、「両利きの人はふだんペンを持たないほうの手」で記述してください。

次の計算問題にお答えください。筆算をする場合も、利き手ではない手で書いてください。

月
日

①235 ＋ 468 ＋ 128　＝

②43 × 8　＝

③1056 － 493 ＋ 68　＝

④38 × 12　＝

76ページの解答　〈170日目〉②はるいちばん・ほご・ちょうちん 〈171日目〉① 1944 ② 1152 ③ 2695 〈172日目〉①総②想③巣④創⑤壮⑥霜⑦荘⑧僧

179日目

タテのカギとヨコのカギをヒントに、思いついた言葉をカタカナでマスに書き込んでください。
最後に、アルファベットを記したマスの言葉を並べて解答してください。

月 日

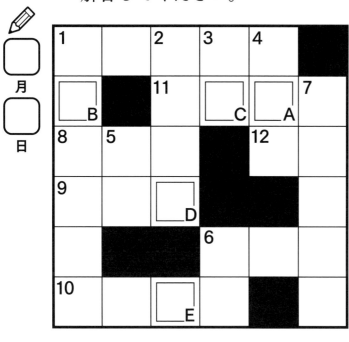

【タテのカギ】
1 筋力トレーニング
2 蝉取りや探検をする場所
3 失敗しがちな人
4 ひどい□□□
5 白と黒
6 弓矢
7 前に進みにくい

【ヨコのカギ】
1 1日多い
6 □□□にも～えた～♪
8 自転車にも自動車にも
9 敵から取ったもの
10 固めて建造物をつくる
11 □□□□温泉
12 □□室

A	B	C	D	E

180日目

1分間で次の言葉をできるだけたくさん暗記してください。次のページでお聞きします。

次のページで答えてください。

あげは	あやめ	あられ	うちわ	おとめ
かすみ	かもめ	きのう	こころ	このは
さくら	ざくろ	しぐれ	すずめ	せんす
たから	たより	つくし	つばめ	とうげ

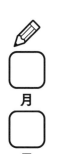

月 日

180日目

次の計算問題に暗算でお答えください。

① $24 \times 2 =$ ☐　② $101 - 28 =$ ☐　③ $8 \times 8 =$ ☐

79ページの続き

前ページで覚えた言葉をできるだけたくさん書いてください。何個思い出せましたか？

☐ 個

181日目

かけ算で計算しましょう。（計算方法は8ページ参照）

月 ☐　日 ☐

①

7	3	17

☐ ☐

答 ☐

②

21	4	6

☐ ☐

答 ☐

③

15	5	7

☐ ☐

答 ☐

182日目

次の漢字の読み方を書いてください。

月 ☐　日 ☐

①笊　[　　　]　⑤海鼠　[　　　]

②山椒魚[　　　]　⑥大蒜　[　　　]

③天竺　[　　　]　⑦雹　[　　　]

④澱粉　[　　　]　⑧鰭　[　　　]

78ページの解答 〈176日目〉①2019年②1989年③月光仮面 〈177日目〉C
〈178日目〉①831②344③631④456

183
日目

次の英単語をおぼえてください。15秒たったら問題をかくして、紙に書いてください。
（位置もしっかりおぼえましょう）

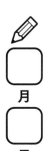

月

日

①

ball	book
cat	desk

②

dog	five
good	doll

184
日目

次の計算をしましょう。計算機は使わず、筆算か暗算でお答えください。

月

日

① $5499 - 2727 = \boxed{}$

② $\boxed{} - 1854 = 1942$

③ $2593 - \boxed{} = 1597$

④ $6635 - 4847 = \boxed{}$

185
日目

下線を引いたひらがな部分を漢字に直してください。

月

日

①ろうかを歩く。　　　　　　　　［　　　　　］

②やぼようで出かけた。　　　　　［　　　　　］

③ももくり三年柿八年。　　　　　［　　　　　］

④いちぐうを照らす。　　　　　　［　　　　　］

⑤いその鮑の片思い。　　　　　　［　　　　　］

186日目

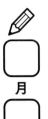

①イスに座り、足踏みをしながら次の問いにお答えください。
「数字」がつく都道府県が２つあります。どことどこですか？（※単位の「京」は含みません）

_____ と _____

②野菜の名前をできるだけたくさん書いてください。

月

_____

日

③昭和37年のキューバ危機で、ケネディ大統領と交渉したソ連の第一書記の名前は？ _____

187日目

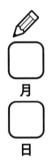

下の盤面に「三文字熟語」はいくつ含まれているでしょうか？※熟語は「上下」「左右」「斜め」の８方向に一直線に記されており、途中で曲がったり飛ばしたりしていません。字は重複している場合もあります。無関係の文字が含まれていることもあります。

月

日

愛	好	者	流	風	無
人	弟	景	施	邪	頓
隣	勝	子	気	薬	着
地	源	法	効	眼	院
有	際	特	点	枕	容
国	産	品	真	善	美

答 ☐ 個

188
日目

リストの言葉を1マスに1字ずつ入れてすべて埋めましょう。マスに入らなかった言葉をお答えください。

※1つの言葉は1回しか使えません。言葉を入れる方向は「上から下」「左から右」だけです。

月

日

答

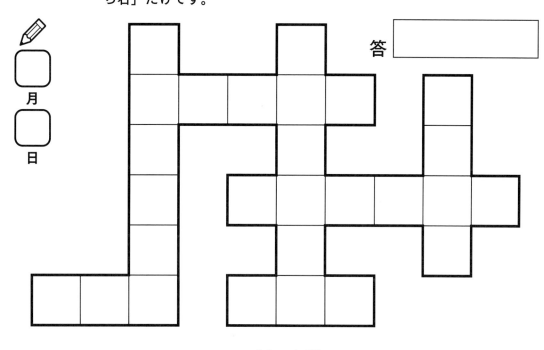

─── リスト（虫の名前） ───

【3文字】	【4文字】	【5文字】	【6文字】
バッタ	マツムシ	オニヤンマ	ウバタマムシ
ホタル	カマキリ	アカトンボ	オオクワガタ
			オンブバッタ

189
日目

文字を並べ替えて正しいことわざを完成させてください。

月

日

① 「にくまるなあしれわじゅかば」
（　　　　　　　　　　　　　　） ヒント：影響を受ける

② 「にりだかむかりさんずたを」
（　　　　　　　　　　　　　　） ヒント：あやしい行動

③ 「うだうりゅびと」
（　　　　　　　　　　　　　　） ヒント：つまらない結末

④ 「うをするかのたくつかはあめ」
（　　　　　　　　　　　　　　） ヒント：謙虚

190日目

① 今月は（今日を含まずに）あと何日残っていますか？カレンダー等を見ずにお答えください。

_____ 日

② 100から17を4回引いたらいくつになりますか？　暗算でお答えください。

_____

月

日

③ 昭和37年、小型ヨットで単独無寄港太平洋横断を成功させた日本の冒険家の名前は？

_____

191日目

立方体のブロックを積み重ねた次の図形は、何個のブロックで構成されているでしょうか。（※積まれたブロックの下に空洞はありません）

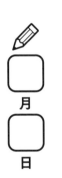

月

日

①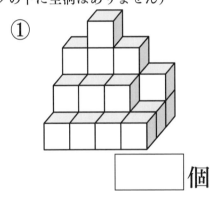

〔　　　〕個

②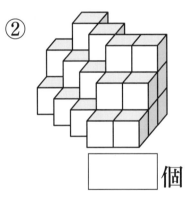

〔　　　〕個

192日目

次の問いの答えを「右利きの人は左手」で、「左利きの人は右手」で、「両利きの人はふだんペンを持たないほうの手」で記述してください。

次の計算問題にお答えください。筆算をする場合も、利き手ではない手で書いてください。

月

日

① $850 - 383 - 145 =$ 〔　　　〕

② $33 \times 15 =$ 〔　　　〕

③ $169 + 585 + 398 =$ 〔　　　〕

④ $65 \times 24 =$ 〔　　　〕

82ページの解答　〈186日目〉①千葉（県）・三重（県）③フルシチョフ
〈187日目〉17個（157ページ参照）

193日目

次のひらがなを見ておぼえてください。<u>15秒たったら</u>問題をかくして、紙に書いてください。
（位置もしっかりおぼえましょう）

月
日

①

うき	うご	じく
さら	しろ	なま

②

みせ	たみ	まげ
だば	だし	やま

194日目

次の計算をしましょう。計算機は使わず、筆算か暗算でお答えください。

①$7 \times 3 + 4 \times 8 = $ ☐

②$5 \times 7 + 8 \times 7 = $ ☐

③$6 \times 9 + 7 \times 9 = $ ☐

④$12 \times 5 + 9 \times 8 = $ ☐

月
日

195日目

次の写真を30秒で覚えてください。
次のページでお聞きします。

次のページで答えてください。

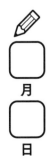
月
日

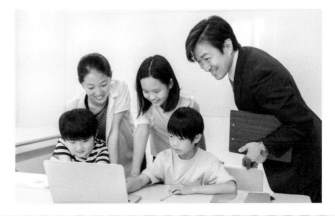

195日目

次の計算問題に暗算でお答えください。

①87 − 64 = ☐　②24 × 3 = ☐　③14 + 11 = ☐

85ページの続き

<u>前ページで覚えた写真について</u>、次の質問にお答えください。

④何人の人が写っていましたか？　☐人

⑤そのうち子どもは何人でしたか？　☐人

⑥前列左側の子どもが着ていた服の模様は？　☐

196日目

たし算で計算しましょう。（計算方法は8ページ参照）

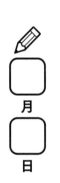

月

日

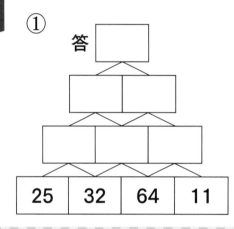

①
答 ☐

| 25 | 32 | 64 | 11 |

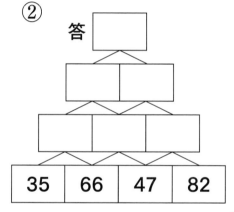

②
答 ☐

| 35 | 66 | 47 | 82 |

197日目

空欄に「同じ読みの漢字」を入れて、熟語を完成させてください。

同じ読み＝「たい」

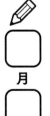

月

日

① ☐役（えき）　④ ☐在（ざい）　⑦ ☐肥（ひ）

② ☐価（か）　⑤ 入☐（にゅう）　⑧ ☐慢（まん）

③ ☐機（き）　⑥ ☐度（ど）

84ページの解答 〈190日目〉②32③堀江謙一　〈191日目〉①23個②27個
〈192日目〉①322②495③1152④1560

198
日目

タテのカギとヨコのカギをヒントに、思いついた言葉をカタカナでマスに書き込んでください。
最後に、アルファベットを記したマスの言葉を並べて解答してください。

○ 月

○ 日

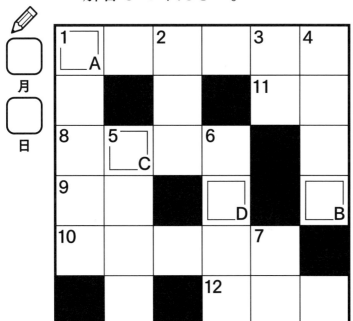

【タテのカギ】
1 首都
2 □□□食品
3 玄関を入ると
4 果てしない□□□□
5 歩くのもつらい
6 砂糖の液
7 「粋」の反対

【ヨコのカギ】
1 弥次さん喜多さん
8 古都
9 無用の□□
10 ギョーザで有名
11 家が集まっている
12 咲いていない

A	B	C	D

199
日目

単語を50音順に並べ替えてください。

① ①一辺倒　②一家言　③一本気　④一張羅

解答 ＿＿＿→＿＿＿→＿＿＿→＿＿＿

② ①大雑把　②大相撲　③大御所　④大潮

解答 ＿＿＿→＿＿＿→＿＿＿→＿＿＿

○ 月

③ ①北半球　②義太夫　③帰宅　④気体

解答 ＿＿＿→＿＿＿→＿＿＿→＿＿＿

○ 日

④ ①鉄棒　②鉄道　③鉄瓶　④鉄分

解答 ＿＿＿→＿＿＿→＿＿＿→＿＿＿

85ページの解答 〈194日目〉①53②91③117④132

200日目

①「くさかんむり」の漢字をできるだけたくさん書いてください。

_____

②次の言葉を逆から読んで、ひらがなで書いてください。
（例「稽古⇒こいけ」）

横着⇒_____　　　団欒⇒_____

呉越同舟⇒_____

③昭和38年のヒット曲『東京五輪音頭』を歌っていた歌手の名前は？　_____

📝
□ 月
□ 日

201日目

A～Cのうち、立方体の展開図として間違っているのはどれでしょうか。

📝
□ 月
□ 日

A　　　　　　　B　　　　　　　C

202日目

下線を引いたひらがな部分を漢字に直してください。

①とうだい下暗し。　　　　　　　［　　　　　］

②波乱ばんじょうの人生。　　　　［　　　　　］

③親しき中にもれいぎあり。　　　［　　　　　］

④さいはいを振る。　　　　　　　［　　　　　］

⑤さいしょくけんびの人。　　　　［　　　　　］

📝
□ 月
□ 日

〈195日目〉①23②72③25④5人⑤4人⑥ボーダー（横縞・縞模様・シマシマ）
〈196日目〉①324②456〈197日目〉①退②対③待④滞⑤隊⑥態⑦堆⑧怠

203
日目

次の漢字を見ておぼえてください。10秒たったら問題をかくして、紙に書いてください。
（位置もしっかりおぼえましょう）

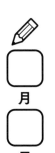

月

日

①
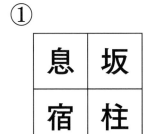

息	坂
宿	柱

②
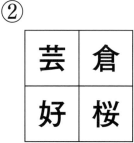

芸	倉
好	桜

204
日目

次の計算をしましょう。計算機は使わず、筆算か暗算でお答えください。

月

日

① $14 \times 4 + 7 \times 16 =$ 〔　　　〕

② $22 \times 5 + 8 \times 13 =$ 〔　　　〕

③ $6 \times 18 + 35 \times 5 =$ 〔　　　〕

④ $24 \times 8 + 26 \times 6 =$ 〔　　　〕

205
日目

次の漢字の読み方を書いてください。

月

日

① 巴里　　〔　　　〕　　⑤ 磯巾着〔　　　〕

② 向日葵〔　　　〕　　⑥ 胡瓜　〔　　　〕

③ 狢　　　〔　　　〕　　⑦ 金木犀〔　　　〕

④ 霰　　　〔　　　〕　　⑧ 錐　　〔　　　〕

206日目

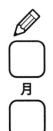

①今日の１週間後は何月何日ですか？　カレンダー等を見ずにお答えください。　＿＿月＿＿日

②イスに座り、足踏みをしながら次の計算問題を行なってください。

$53 + 35 =$＿＿＿＿　$28 + 82 =$＿＿＿＿＿　$8 \times 6 =$＿＿＿＿＿

月

③昭和40年のヒット曲『君といつまでも』を歌っていた歌手で俳優の名前は？　＿＿＿＿＿＿＿＿＿

日

207日目

右のバラバラの図形を組み立てて左の図形をつくるとき、ひとつだけ使用しないものがあります。ＡからＥのうちどれでしょうか。

月

日

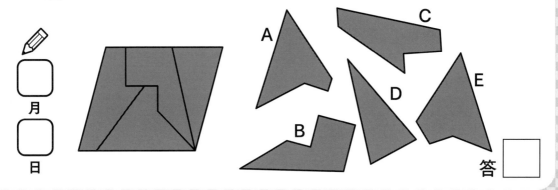

答

208日目

次の問いの答えを「右利きの人は左手」で、「左利きの人は右手」で、「両利きの人はふだんペンを持たないほうの手」で記述してください。

次の計算問題にお答えください。筆算をする場合も、利き手ではない手で書いてください。

① $1895 + 4982 =$

② $7 \times 312 =$

③ $6593 + 5928 =$

④ $88 \times 32 =$

月

日

88ページ の解答 〈200日目〉②くゃちうお・んらんだ・うゅしうどつえご③三波春夫
〈201日目〉Ａ　〈202日目〉①灯台②万丈③礼儀④采配⑤才色兼備

209日目

タテの列、ヨコの列、太線で囲まれたブロックに、それぞれ1～4の数字が一つずつ入ります。（ア）～（ウ）のマスに入った数字をお答えください。（解き方は8ページ参照）

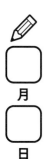

月

日

	1	（ア）	2
2			
（イ）		2	
4	（ウ）		3

210日目

文字を並べ替えて正しい言葉を完成させてください。

① 「ちょきどんうてう」

（　　　　　　　　　　）ヒント：びっくり

② 「さしょうむんうん」

（　　　　　　　　　　）ヒント：消える

③ 「やきくんじきゃく」

（　　　　　　　　　　）ヒント：うれしい

④ 「ちょじんげっくんき」

（　　　　　　　　　　）ヒント：まじめ

211日目

次のショートストーリーを読んで内容を覚えてください。次のページでお聞きします。

次のページで答えてください。

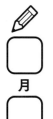

月

日

　高天原を追放され、地上に降りてきたスサノオは、老夫婦から娘のクシナダヒメがもうすぐヤマタノオロチに食べられてしまうと聞いた。そこで強いお酒をつくらせて、ヤマタノオロチを酔わせて退治した。クシナダヒメと結婚したスサノオが新居を建てていたら、モクモクと雲が湧いてきた。（古事記より）

〈204日目〉①168②214③283④348〈205日目〉①パリ②ひまわり③むじな④あられ⑤いそぎんちゃく⑥きゅうり⑦きんもくせい⑧きり

このページの解答は**94**ページ

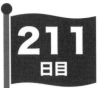

211日目

次の計算問題に暗算でお答えください。

①53 + 56 = ☐　②9 × 6 = ☐　③65 − 42 = ☐

91ページの続き

前ページのショートストーリーの内容について、次の質問にお答えください。

④スサノオは、＿＿を追放されて地上に降りてきた。☐

⑤スサノオは何を退治しましたか？☐

⑥スサノオは誰と結婚しましたか？☐

212日目

たし算で計算しましょう。（計算方法は8ページ参照）

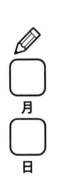

月 日

① 答 ☐

| 110 | 95 | 48 | 77 |

② 答 ☐

| 254 | 118 | 95 | 62 |

213日目

漢字の読みでしりとりをしましょう。①からスタートです。

月 日

①遠路　団栗　草枕　納戸

偽作　濫発　居候

産土　朗詠　略儀

①遠路 →②　　　→③　　　→④　　　→⑤
→⑥　　　→⑦　　　→⑧　　　→⑨　　　→⑩

90ページの解答〈206日目〉②88・110・48③加山雄三〈207日目〉E〈208日目〉①6877②2184③12521④2816

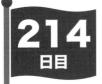

214日目

次の英単語をおぼえてください。15秒たったら問題をかくして、紙に書いてください。
（位置もしっかりおぼえましょう）

月
日

①

green	Japan
map	new

②

now	song
tree	paper

215日目

下の盤面に「三文字熟語」はいくつ含まれているでしょうか？※熟語は「上下」「左右」「斜め」の8方向に一直線に記されており、途中で曲がったり飛ばしたりしていません。字は重複している場合もあります。無関係の文字が含まれていることもあります。

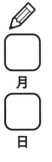

月
日

大	海	原	生	林	態
御	物	極	端	験	動
所	来	実	北	戸	受
場	出	光	最	平	井
念	上	世	等	高	線
正	倉	院	作	毛	二

答 □ 個

216日目

①次の言葉を10秒で覚えてください。

| 造詣 | 天職 | 紅一点 | 甲乙 | 電光石火 |

覚えたら手などで覆い隠して、②③の問いにお答えください。

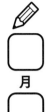

月

日

②次の計算問題を暗算でお答えください。

$24 + 34 =$＿＿＿＿　　$7 \times 8 =$＿＿＿＿　　$66 - 51 =$＿＿＿＿

③①の言葉を手で隠したまま、声に出して言ってください。

217日目

指示に従って地図上を移動すると、どこに到着するでしょうか。方角は上が北、下が南です。

月

日

①
1 お寺の西側に出て右に進み、2つ目の角を右に曲がる。
2 まっすぐ進み、2つ目の角を左に曲がる。
3 まっすぐ進み、1つ目の角の左にあるのは？

②
1 食堂の北側に出て左に進み、2つ目の角を左に曲がる。
2 まっすぐ進み、1つ目の角を右に曲がる。
3 まっすぐ進み、1つ目の角の左にあるのは？

学校		神社		食堂
公園				書店
		交番		
お寺		靴店		病院

92ページの解答
〈211日目〉①109②54③23④高天原⑤ヤマタノオロチ⑥クシナダヒメ
〈212日目〉①616②955　〈213日目〉②朗詠③居候④産土⑤納戸⑥団栗⑦略儀⑧偽作⑨草枕⑩濫発

218日目

タテのカギとヨコのカギをヒントに、思いついた言葉をカタカナでマスに書き込んでください。
最後に、アルファベットを記したマスの言葉を並べて解答してください。

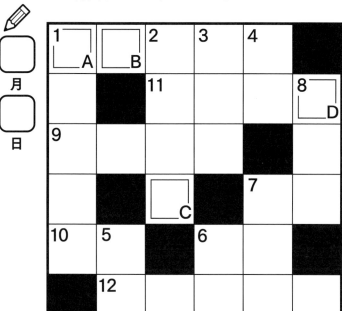

【タテのカギ】
1 平城京
2 落ち着いて
3 男の子
4 命令
5 首のまわり
6 レア
7 自己紹介
8 007

【ヨコのカギ】
1 夜空に
6 一年の□□は元旦にあり
7 五月
9 レディ
10 帰るところ
11 自衛隊の□□□□艦
12 健全な考え

A	B	C	D

219日目

下線を引いたひらがな部分を漢字に直してください。

①さいぜんを尽くす。　　　　　　　[　　　　　]

②いちよくを担う。　　　　　　　　[　　　　　]

③のうりに閃く。　　　　　　　　　[　　　　　]

④名所きゅうせきを訪ねる。　　　　[　　　　　]

⑤医者のふようじょう。　　　　　　[　　　　　]

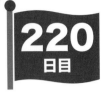

220
日目

月

日

①頭に「ま」のつく言葉をできるだけたくさん書いてください。

_____

②「しあさって」は何曜日ですか？　カレンダー等を見ずにお答えください。　　　　　　　　　　_____曜日

③昭和41年のヒット曲『星影のワルツ』を歌っていた歌手の名前は？　　　　_____

221
日目

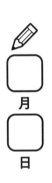
月

日

表示されている数字を手がかりに、「？」に入る数値を計算して答えてください。

※分数・小数は使いません。見ただけで解けてしまわないように比率は必ずしも正確ではありません。補助線が必要な場合もあります。

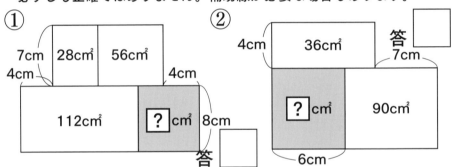

222
日目

月

日

次の問いの答えを「右利きの人は左手」で、「左利きの人は右手」で、「両利きの人はふだんペンを持たないほうの手」で記述してください。

次の計算問題にお答えください。筆算をする場合も、利き手ではない手で書いてください。

①857 ＋ 1925 ＋ 663 ＝ ☐

②29 × 39 ＝ ☐

③7843 － 2386 ＝ ☐

④470 × 8 ＝ ☐

94ページの解答 〈216日目〉②58・56・15 〈217日目〉①神社②公園（159ページ参照）

このページの解答は**99**ページ

223日目

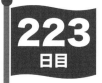

次のひらがなを見ておぼえてください。15秒たったら問題をかくして、紙に書いてください。
（位置もしっかりおぼえましょう）

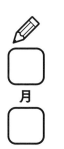

月

日

①

ちご	たま	もり
めか	もも	なし

②

みぎ	えり	まえ
ゆき	した	ゆず

224日目

空欄に「同じ読みの漢字」を入れて、熟語を完成させてください。

同じ読み＝「かい」

月

日

① □画（が）　④ □禁（きん）　⑦ □童（どう）

② □眼（がん）　⑤ □律（りっ）　⑧ □造（ぞう）

③ □挙（きょ）　⑥ □無（む）

225日目

何がいくつあるかを30秒で覚えてください。次のページでお聞きします。

次のページで答えてください。

ここにいる動物＝うさぎ、ライオン、トラ、イノシシ、馬

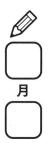

月

日

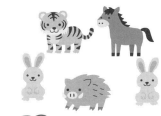 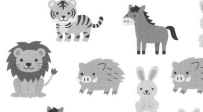 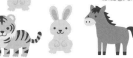

〈218日目〉（A）ナ（B）ガ（C）イ（D）ス（155ページ参照）
〈219日目〉①最善②一翼③脳裏④旧跡⑤不養生

97

225日目

前ページで覚えたイラストについてお聞きします。

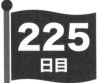

97 ページの続き

①うさぎは何羽いましたか？　□ 羽

②トラは何頭いましたか？　□ 頭

③ライオンは何頭いましたか？　□ 頭

226日目

下の立体を①～③それぞれの方向から見たときの形を、（ア）～（ウ）から選んでください。

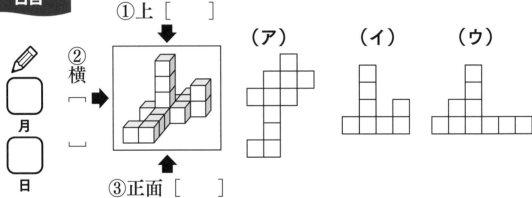

①上 [　　]

②横 [　　]

③正面 [　　]

（ア）　（イ）　（ウ）

📝 月 日

227日目

次の質問に、「人間の体の部分の名称」でお答えください。

📝 月 日

①疎遠になったときに遠のくのは？　□

②楽な姿勢になるときくずすのは？　□

③人を助けるときに貸すのは？　□

④手出しができないときにくわえるのは？　□

⑤力を発揮したいときに鳴るのは？　□

96 ページの解答
〈220日目〉③千昌夫　〈221日目〉①48㎠②54㎠（159ページ参照）
〈222日目〉①3445②1131③5457④3760

228
日目

リストの言葉を１マスに１字ずつ入れてすべて埋めましょう。マスに入らなかった言葉をお答えください。

※１つの言葉は１回しか使えません。言葉を入れる方向は「上から下」「左から右」だけです。

○ 月

○ 日

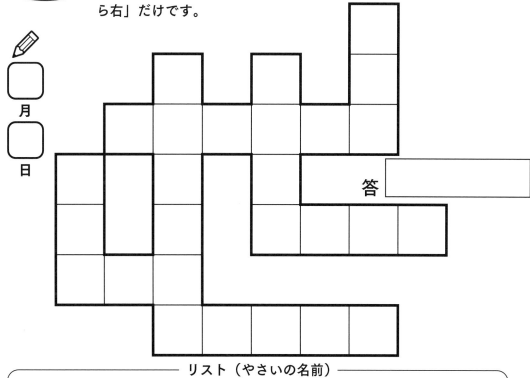

答 [   ]

─ リスト（やさいの名前） ─

【3文字】	【4文字】	【5文字】	【6文字】
キノコ	キュウリ	シュンギク	トウモロコシ
ゴボウ	クレソン	サツマイモ	ホウレンソウ
ヒジキ	ニンニク		

229
日目

次の漢字の読み方を書いてください。

○ 月

○ 日

①馬酔木 ［   ］　⑤秋刀魚 ［   ］

②阿弗利加 ［   ］　⑥天麩羅 ［   ］

③煙管 ［   ］　⑦鶲 ［   ］

④珊瑚 ［   ］　⑧合歓木 ［   ］

230 日目

①あなたが21歳の誕生日を迎えたのは何年何月何日ですか？（回答は西暦でも和暦でもかまいません）

＿＿＿＿年＿＿月＿＿日

②あなたが初めて買った（買ってもらった）レコードは何でしたか？ ＿＿＿＿＿＿＿＿

③昭和42年のヒット曲『ブルー・シャトウ』を歌っていたグループ名は？ ＿＿＿＿＿＿＿＿

月

日

231 日目

枠内の3つの図形を全部重ねたら、AからEのどの図形になるでしょうか？

答 ☐

月

日

A B C D E

232 日目

文字を並べ替えて正しい言葉を完成させてください。

①「うっしちょはうちょ」
（　　　　　　　　　　　） ヒント：ぶつかり合う

②「いんちたきつじあ」
（　　　　　　　　　　　） ヒント：いい日

③「きゃしっとんうめく」
（　　　　　　　　　　　） ヒント：気にかけない

④「ういんちゅいりばま」
（　　　　　　　　　　　） ヒント：収穫増

月

日

**98ページ
の解答** 〈225日目〉①5羽②4頭③3頭 〈226日目〉①（ア）②（ウ）③（イ）
〈227日目〉①足②ひざ③手④指⑤腕

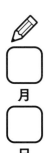

233 日目

次の漢字を見ておぼえてください。10秒たったら問題をかくして、紙に書いてください。
（位置もしっかりおぼえましょう）

月　　日

①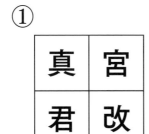

真	宮
君	改

②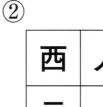

西	人
示	土

234 日目

和歌に隠れている物の名前をお答えください。濁点の場所や有無は考慮に入れないでください。

月　　日

①「生き物の名前」

　　心から花のしづくにそほちつつ
　　　憂くひずとのみ鳥のなくらむ

②「生き物の名前」

　　来べきほど時過ぎぬれや待ちわびて
　　　鳴くなる声の人をとよむる

235 日目

次の計算問題を解いて、答えを暗記しておいてください。次のページでお聞きします。

次のページで答えてください。

月　　日

① 33×6 ＝ □

② $21 + 56 + 38$ ＝ □

③ $726 - 488$ ＝ □

〈228日目〉キュウリ・サツマイモ（156ページ参照）〈229日目〉①あせび（あしび）②アフリカ③キセル④さんご⑤さんま⑥てんぷら⑦ぬえ⑧ねむのき

235日目

次の言葉の読み方をお答えください。

①臍 ＝ _____　②藪蛇 ＝ _____

③喧伝 ＝ _____

101ページの続き

④前ページの①の答えはいくつでしたか？ _____

⑤前ページの②の答えはいくつでしたか？ _____

⑥前ページの③の答えはいくつでしたか？ _____

236日目

右のバラバラの図形を組み立てて左の図形をつくるとき、ひとつだけ使用しないものがあります。AからEのうちどれでしょうか。

月　日

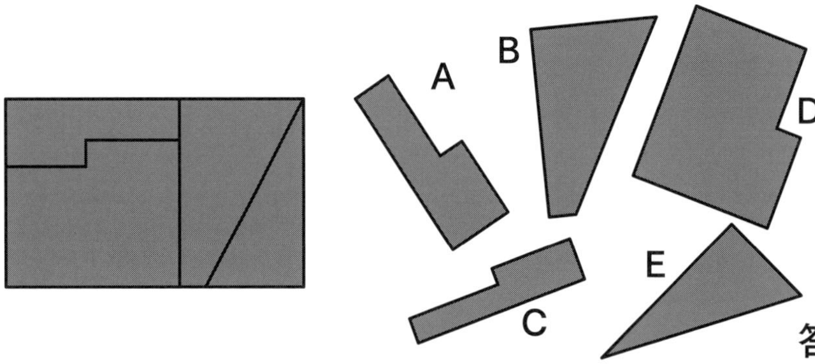

A　B　D　E　C

答 _____

237日目

次の質問に、「人間の体の部分の名称」でお答えください。

①対等であるとき並んでいるのは？ _____

②恋愛しているときに焦がすのは？ _____

③本心を打ち明けるときに割るのは？ _____

④差し迫った状況で火がつくのは？ _____

⑤びっくりしたときに抜けるのは？ _____

月　日

238
日目

タテのカギとヨコのカギをヒントに、思いついた言葉をカタカナでマスに書き込んでください。
最後に、アルファベットを記したマスの言葉を並べて解答してください。

月

日

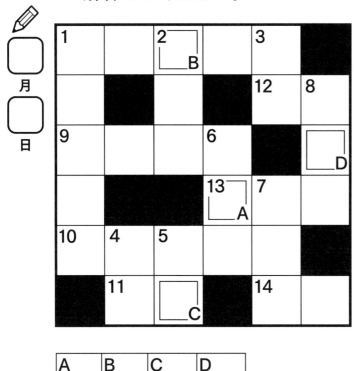

【タテのカギ】
1 物語
2 □□□を帯びた瞳
3 □□を裂くような悲鳴
4 機械
5 お中元・お歳暮
6 点数
7 □□□整理
8 ラジオの□□□

【ヨコのカギ】
1 火事
9 春を告げる
10 偉い人にあやかる
11 歌の文句
12 漬物
13 日本の□□□
14 □□を刺す

A	B	C	D

239
日目

漢字の読みでしりとりをしましょう。①からスタートです。

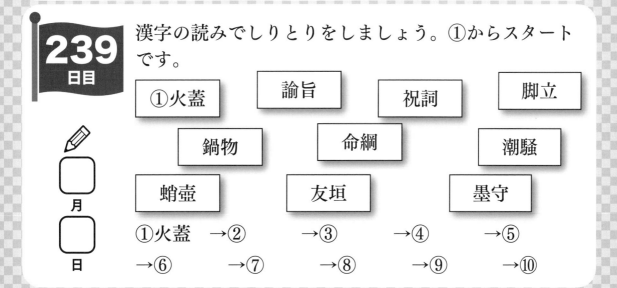

①火蓋　諭旨　祝詞　脚立

鍋物　命綱　潮騒

蛸壺　友垣　墨守

①火蓋　→②　　→③　　→④　　→⑤

→⑥　　→⑦　　→⑧　　→⑨　　→⑩

101ページ
の解答
〈234日目〉①うぐいす（憂くひず）②ほととぎす（ほど時過）
〈235日目〉①198②115③238

240 日目

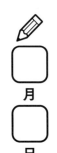

① 先週の水曜日は何月何日でしたか？　カレンダー等を見ずにお答えください。　　　　　＿＿＿月＿＿＿日

② 「伊勢神宮」がある都道府県を、地図等を見ずにお答えください。　　　　　＿＿＿＿＿＿＿

③ 昭和43年にノーベル文学賞を受賞した『雪国』などで知られる小説家は？　　　　　＿＿＿＿＿＿＿

月

日

241 日目

次の計算を暗算で行ない、答えは算用数字で書いてください。

① 六十五足す二十三足す十八　＝ ☐

② 百十五引く八十二足す十二　＝ ☐

③ 三十六掛ける三足す二十　＝ ☐

④ 三百二十八引く百八十九　＝ ☐

月

日

242 日目

一～十のうち足りない数字を見つけて頭の中で「暗算」してください。答えは算用数字で書きましょう。

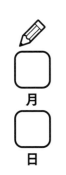
月

日

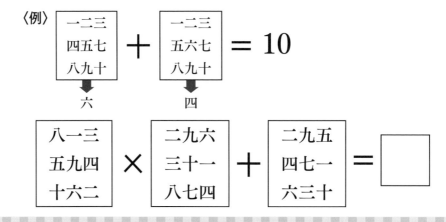

102ページの解答

〈235日目〉①へそ（ほぞ）②やぶへび③けんでん④198⑤115⑥238
〈236日目〉C　〈237日目〉①肩②胸③腹④尻⑤腰

このページの解答は **107** ページ

243
日目

次の英単語をおぼえてください。15秒たったら問題をかくして、紙に書いてください。
（位置もしっかりおぼえましょう）

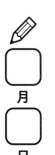

月

日

①

way	home
young	study

②

spring	time
big	one

244
日目

次の計算をしましょう。計算機は使わず、筆算か暗算でお答えください。

月

日

① $23 \times 45 \times 12 =$ ☐

② $14 \times 32 \times 9 =$ ☐

③ $51 \times 8 \times 28 =$ ☐

④ $74 \times 3 \times 39 =$ ☐

245
日目

こちらの3名の顔と名前を30秒で覚えてください。次のページでお聞きします。

次のページで答えてください。

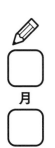

月

日

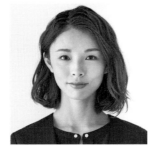

杉田早苗

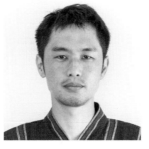

谷中源三

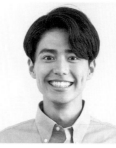

小田竜二

103ページの解答 〈238日目〉（A）コ（B）ウ（C）シ（D）ン（155ページ参照）
〈239日目〉②蛸壺③墨守④諭旨⑤潮騒⑥命綱⑦鍋物⑧祝詞⑨友垣⑩脚立

このページの解答は**108**ページ

245日目

次の計算問題に暗算でお答えください。

① 53 + 29 = ☐　② 6 × 6 = ☐　③ 77 − 32 = ☐

105ページの続き

前ページで覚えた3名の名前をお答えください。

④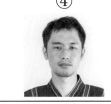

⑤

⑥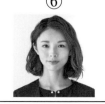

246日目

たし算で計算しましょう。（計算方法は○ページ参照）

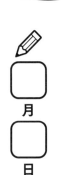

①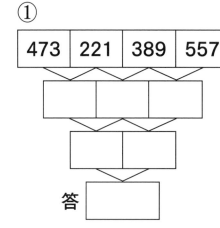

②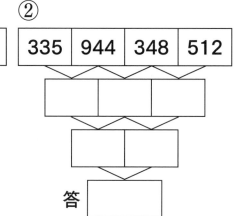

247日目

次の問いの答えを「右利きの人は左手」で、「左利きの人は右手」で、「両利きの人はふだんペンを持たないほうの手」で記述してください。

次の計算問題にお答えください。筆算をする場合も、利き手ではない手で書いてください。

① 45388 + 2243 = ☐

② 9 × 312 = ☐

③ 55882 − 29338 = ☐

④ 75 × 34 = ☐

104ページの解答 〈240日目〉②三重県③川端康成　〈241日目〉①106②45③128④139
〈242日目〉43

248
日目

リストの言葉を１マスに１字ずつ入れてすべて埋めましょう。マスに入らなかった言葉をお答えください。

※１つの言葉は１回しか使えません。言葉を入れる方向は「上から下」「左から右」だけです。

月

日

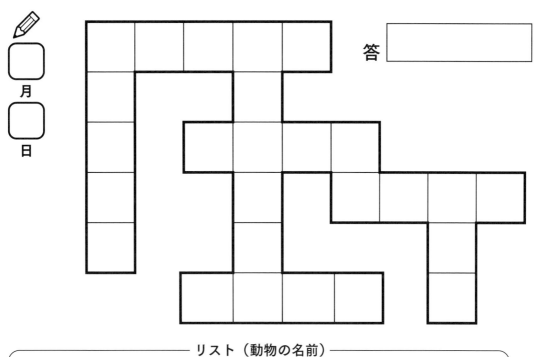

答

────── リスト（動物の名前） ──────

【2文字】	【3文字】	【4文字】	【5文字】	【6文字】
シカ	ウサギ	イノシシ	キタキツネ	ツキノワグマ
クマ		カワウソ	キツネザル	アフリカゾウ
		シマウマ		

249
日目

下線を引いたひらがな部分を漢字に直してください。

月

日

①かほうは寝て待て。　　　　　　　　　[　　　　　]

②しまつに負えない。　　　　　　　　　[　　　　　]

③せきぜんの家には必ず余慶あり。　　　[　　　　　]

④どぎもを抜かれる。　　　　　　　　　[　　　　　]

⑤ねんきが入っている。　　　　　　　　[　　　　　]

250日目

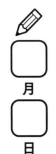

○月
○日

①「きへん」の漢字をできるだけたくさん書いてください。

_____

②「出雲大社」がある都道府県を、地図等を見ずにお答え
　ください。　　　　　　　　　　　　　　_____

③昭和44年のヒット曲『夜明けのスキャット』を歌ってい
　た歌手の名前は？　　　　　_____

251日目

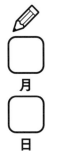

○月
○日

下の盤面に「三文字熟語」はいくつ含まれているで
しょうか？※熟語は「上下」「左右」「斜め」の8方向に一直線に記
されており、途中で曲がったり飛ばしたりしていません。字は重複して
いる場合もあります。無関係の文字が含まれていることもあります。

転	換	点	眼	薬	道
運	回	像	脚	陽	産
試	想	急	山	立	子
理	録	慎	針	彦	約
合	謹	供	重	仕	束
不	養	生	魚	論	事

答 □ 個

106ページ
の解答 〈245日目〉①82②36③45④谷中源三⑤小田竜二⑥杉田早苗
〈246日目〉①2860②4723〈247日目〉①47631②2808③26544④2550

252日目

次のひらがなを見ておぼえてください。15秒たったら問題をかくして、紙に書いてください。
（位置もしっかりおぼえましょう）

月

日

①

よい	よせ	くり
りつ	らく	れつ

②

まご	そぼ	ろじ
ろく	はば	まき

253日目

次の計算をしましょう。計算機は使わず、筆算か暗算でお答えください。

月

日

① $12 \times 4 \times 5 \times 8 =$ ☐

② $7 \times 11 \times 3 \times 6 =$ ☐

③ $5 \times 13 \times 6 \times 4 =$ ☐

④ $8 \times 6 \times 12 \times 7 =$ ☐

254日目

1分間で次の言葉をできるだけたくさん暗記してください。次のページでお聞きします。

次のページで答えてください。

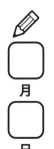
月

日

白鳥	白米	万人	広場	白夜
古里	古本	方角	歩道	本当
毎日	丸太	水色	店番	麦茶
名刀	名声	明星	木馬	門番

〈248日目〉クマ・アフリカゾウ（156ページ参照）
〈249日目〉①果報②始末③積善④度肝⑤年季

254 日目

次の計算問題に暗算でお答えください。

①7×5 = ☐　　②38＋48 = ☐　　③72－56 = ☐

109ページの続き

前ページで覚えた言葉をできるだけたくさん書いてください。何個思い出せましたか？

☐ 個

255 日目

立方体のブロックを積み重ねた次の図形は、何個のブロックで構成されているでしょうか。（※積まれたブロックの下に空洞はありません）

📝

☐ 月

☐ 日

①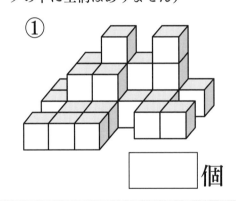

☐ 個

②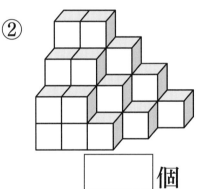

☐ 個

256 日目

文字を並べ替えて正しい言葉を完成させてください。

📝

☐ 月

☐ 日

①「うえんしょんぼり」
（　　　　　　　　　　）ヒント：よく考える

②「つしばんうひょしつ」
（　　　　　　　　　　）ヒント：正しく評価

③「せっけんくいぱれ」
（　　　　　　　　　　）ヒント：清らか

④「じんくいじゃぜた」
（　　　　　　　　　　）ヒント：動じない

108ページの解答　〈250日目〉②島根県③由紀さおり〈251日目〉16個（157ページ参照）

257
日目

タテのカギとヨコのカギをヒントに、思いついた言葉をカタカナでマスに書き込んでください。
最後に、アルファベットを記したマスの言葉を並べて解答してください。

月

日

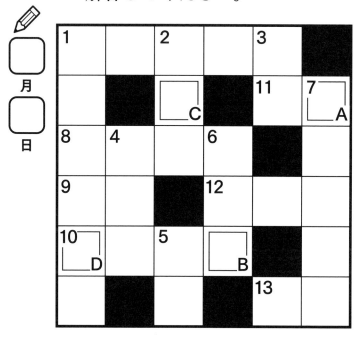

【タテのカギ】
1 あんこを包んだ和菓子
2 暖冬の反対
3 新潟県の「県の鳥」
4 山陰の小京都
5 掛け算
6 通り道
7 ねらい撃ち

【ヨコのカギ】
1 直接
8 小松左京の『□□□□の日』
9 農作業
10 単色
11 東を向いたときの左方向
12 酒盛り
13 公園

A	B	C	D	

258
日目

次の漢字の読み方を書いてください。

①蛤　　[　　　]　⑤山女魚　[　　　]

②隼　　[　　　]　⑥欧羅巴　[　　　]

③椋鳥　[　　　]　⑦栗鼠　　[　　　]

④茗荷　[　　　]　⑧檸檬　　[　　　]

月

日

109ページの解答 〈253日目〉①1920②1386③1560④4032

259日目

①次の競技名を10秒で覚えてください。

> テニス　野球　ゴルフ　カーリング　ボブスレー

覚えたら手などで覆い隠して、②③の問いにお答えください。

②次の熟語の読み方をお答えください。

井戸端会議＝＿＿＿＿＿＿＿　　　生粋＝＿＿＿＿＿

猛者＝＿＿＿＿＿

③①の競技名を手で隠したまま、声に出して言ってください。

○月　○日

260日目

空欄に「同じ読みの漢字」を入れて、熟語を完成させてください。

同じ読み＝「しゅう」

① □逸（いつ）　④ □球（きゅう）　⑦ □理（り）

② □慣（かん）　⑤ □波（は）　⑧ 郷□（きょう）

③ □穫（かく）　⑥ □念（ねん）

○月　○日

261日目

次の計算を暗算で行ない、答えは算用数字で書いてください。

①さんたすはちたすじゅう　＝ □

②ろくたすななたすはち　＝ □

③じゅうごたすさんたすきゅう　＝ □

④はちたすななたすじゅういち　＝ □

○月　○日

110ページの解答 〈254日目〉①35②86③16 〈255日目〉①26個②28個 〈256日目〉①しんぼうえんりょ②しんしょうひつばつ③せいれんけっぱく④たいぜんじじゃく

このページの解答は**115**ページ

262 日目

次の漢字を見ておぼえてください。10秒たったら問題をかくして、紙に書いてください。
（位置もしっかりおぼえましょう）

月　日

①
| 都 | 源 |
| 藤 | 大 |

②
| 万 | 近 |
| 方 | 伊 |

263 日目

単語を50音順に並べ替えてください。

月　日

1　①入港　②入札　③入庫　④入国

解答　＿＿＿→＿＿＿→＿＿＿→＿＿＿

2　①人魚　②任意　③人形　④任期

解答　＿＿＿→＿＿＿→＿＿＿→＿＿＿

3　①年初　②年少　③年収　④年始

解答　＿＿＿→＿＿＿→＿＿＿→＿＿＿

4　①晩春　②半熟　③繁殖　④繁盛

解答　＿＿＿→＿＿＿→＿＿＿→＿＿＿

264 日目

一〜十のうち足りない数字を見つけて頭の中で「暗算」してください。答えは算用数字で書きましょう。

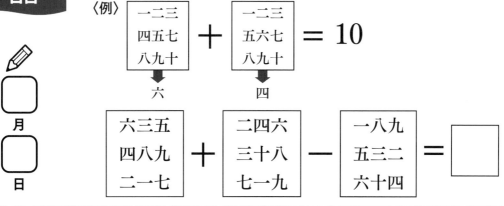

111ページの解答
〈257日目〉（A）タ（B）ロ（C）イ（D）モ（155ページ参照）〈258日目〉①はまぐり②はやぶさ③むくどり④みょうが⑤やまめ⑥ヨーロッパ⑦りす⑧レモン

113

265日目

①イスに座り、足踏みをしながら次の問いにお答えください。
「動物の名前（漢字）」がつく4つの都道府県を書いてください。

_____

②「きのう」は何月何日ですか？　カレンダー等を見ずにお答えください。　　　　　　　　　　____月____日

③昭和43年のヒット曲『花の首飾り』を歌っていたグループの名前は？　　　_____

月 日

266日目

たし算で計算しましょう。（計算方法は8ページ参照）

①

682	482	399	538

答 ☐

②

556	298	812	724

答 ☐

月 日

267日目

次の質問に、「人間の体の部分の名称」でお答えください。

①落ち着こうとするときに冷やすのは？ ☐

②よく聴こうとするときに傾けるのは？ ☐

③不平不満があるときにとがらせるのは？ ☐

④得意げなときに高くなるのは？ ☐

⑤関係を継続するときにつなぐのは？ ☐

月 日

〈259日目〉②いどばたかいぎ・きっすい・もさ　〈260日目〉①秀②習③収④蹴⑤秋⑥執⑦修⑧愁　〈261日目〉①21②21③27④26

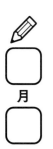

268 日目

タテの列、ヨコの列、太線で囲まれたブロックに、それぞれ1～4の数字が一つずつ入ります。（ア)～(ウ)のマスに入った数字をお答えください。（解き方は8ページ参照）

○ 月
○ 日

1		3	(ア)
	3		
(イ)	2		(ウ)
3			4

269 日目

和歌に隠れている物の名前をお答えください。濁点の場所や有無は考慮に入れないでください。

① 「植物の名前」

あしひきの山立ち離れ行く雲の
宿りさだめぬ世にこそありけれ

② 「植物の名前」

白露を玉にぬくとやささがにの
花にも葉にも糸をみなへし

※ささがに＝蜘蛛

○ 月
○ 日

270 日目

次の写真を30秒で覚えてください。
次のページでお聞きします。

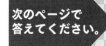次のページで答えてください。

○ 月
○ 日

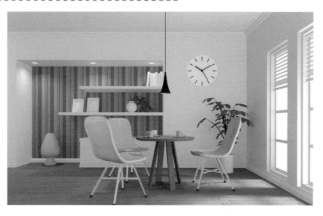

〈263日目〉 ① ③→①→④→② ② ②→④→①→③ ③ ④→③→①→② ④ ②→①→④→③ 〈264日目〉8

115

270日目

次の計算問題に暗算でお答えください。

① 18 ÷ 3 = ☐　②90 ÷ 30 = ☐　③24 + 13 = ☐

115ページの続き

前ページで覚えた写真について、次の質問にお答えください。

④イスは何脚ありましたか？　☐脚

⑤時計は何時何分を示していましたか？　☐時☐分

⑥窓は何個ありましたか？　☐個

271日目

右のバラバラの図形を組み立てて左の図形をつくるとき、ひとつだけ使用しないものがあります。AからEのうちどれでしょうか。

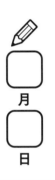

月

日

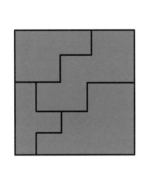

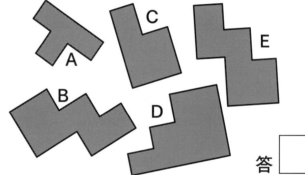

答 ☐

272日目

文字を並べ替えて正しいことわざを完成させてください。

①「いきざっぴずんいうめたどねしみてい」

（　　　　　　　　）ヒント：たいしたことなかった

②「につけをいじずばずこんこらえ」

（　　　　　　　　）ヒント：勇気が大事

③「いをてんがりょかうくせ」

（　　　　　　　　）ヒント：足りないものがある

④「うみつねのんぶみにま」

（　　　　　　　　）ヒント：聞いていない

月

日

〈265日目〉①群馬（県）・鳥取（県）・熊本（県）・鹿児島（県）③ザ・タイガース 〈266日目〉①3863②4610 〈267日目〉①頭②耳③口④鼻⑤顔

273 日目

次の英単語をおぼえてください。15秒たったら問題をかくして、紙に書いてください。
（位置もしっかりおぼえましょう）

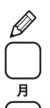

月

日

①

red	open
old	name

②

milk	hot
free	egg

274 日目

次の計算をしましょう。計算機は使わず、筆算か暗算でお答えください。

① $1272 \div 24 =$

② $342 \div 18 =$

③ $726 \div 22 =$

④ $645 \div 15 =$

月

日

275 日目

漢字の読みでしりとりをしましょう。①からスタートです。

①茄子　　罹災　　腕枕　　芋粥

有史　　木訥　　思慕

磊落　　推敲　　庫裏

月

日

①茄子　→②　　　→③　　　→④　　　→⑤
→⑥　　　→⑦　　　→⑧　　　→⑨　　　→⑩

276日目

月

日

次の計算を暗算で行ない、答えは算用数字で書いてください。

①サンカケルゴヒャクニジュウイチ ＝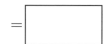

②ゴジュウハチタスニジュウハチタスヒャクニジュウ ＝

③ニジュウニカケルハチタスヨンジュウ ＝

④ロクカケルサンビャクシチ ＝

277日目

月

日

次の計算をしましょう。計算機は使わず、筆算か暗算でお答えください。

① $85.8 - 22.9 =$

② $56.3 - 41.5 =$

③ $77.4 - 35.7 =$

④ $90.7 - 65.3 =$

278日目

月

日

次の計算をしましょう。計算機は使わず、筆算か暗算でお答えください。

① $286.6 + \boxed{} = 553.9$

② $456.3 + \boxed{} = 686.1$

③ $\boxed{} - 377.2 = 139.6$

④ $\boxed{} - 427.4 = 308$

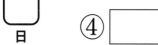

116ページの解答 〈270日目〉①6②3③37④3脚⑤10時10分⑥2個 〈271日目〉B 〈272日目〉①たいざんめいどうしてねずみいっぴき②こけつにいらずんばこじをえず③がりょうてんせいをかく④うまのみみにねんぶつ

279日目

リストの言葉を１マスに１字ずつ入れてすべて埋めましょう。マスに入らなかった言葉をお答えください。

※１つの言葉は１回しか使えません。言葉を入れる方向は「上から下」「左から右」だけです。

月

日

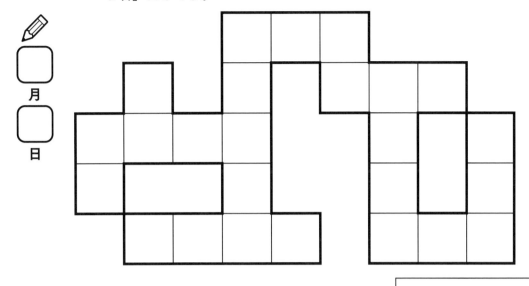

答 [　　　　　　　　　　]

─ リスト（都道府県名） ─

【2文字】	【3文字】	【4文字】	【5文字】
ギフ	グンマ	キョウト	トウキョウ
シガ	トチギ	クマモト	
チバ	トヤマ	ナガサキ	
ナラ	フクイ	トットリ	

280日目

下線を引いたひらがな部分を漢字に直してください。

月

日

①弘法にも筆の<u>あやまり</u>。　　　　　　[　　　　　　]

②<u>こぐん</u>奮闘の毎日だ。　　　　　　　[　　　　　　]

③論語と<u>そろばん</u>。　　　　　　　　　[　　　　　　]

④<u>たたみ</u>の上の水練。　　　　　　　　[　　　　　　]

⑤<u>かっぱ</u>の川流れ。　　　　　　　　　[　　　　　　]

117ページ の解答 〈274日目〉①53②19③33④43
〈275日目〉②推敲③腕枕④磊落⑤庫裏⑥罹災⑦芋粥⑧有史⑨思慕⑩木訥

281日目

①次の英単語を 10 秒で覚えてください。

> coffee　　cat　　Sunday

覚えたら手などで覆い隠して、②③の問いにお答えください。

②次の計算問題を暗算でお答えください。

51 ＋ 55 ＝＿＿＿　　12 × 3 ＝＿＿＿　　72 － 44 ＝＿＿＿

③①の英単語を手で隠したまま、声に出して言ってください。

月

日

282日目

表示されている数字を手がかりに、「？」に入る数値を計算して答えてください。

※分数・小数は使いません。見ただけで解けてしまわないように比率は必ずしも正確ではありません。補助線が必要な場合もあります。

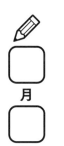

月

日

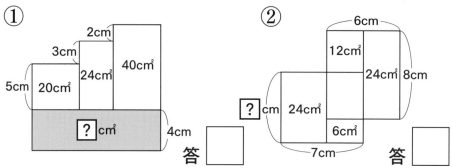

① 答 □

② 答 □

283日目

次の漢字の読み方を書いてください。

①喇叭　　[　　　　]　　⑤早蕨　　[　　　　]

②椰子　　[　　　　]　　⑥河豚　　[　　　　]

③胡坐　　[　　　　]　　⑦紐育　　[　　　　]

④擬宝珠　[　　　　]　　⑧韮　　　[　　　　]

月

日

118ページ
の解答

〈276日目〉 ①1563②206③216④1842 〈277日目〉 ①62.9②14.8③41.7④25.4 〈278日目〉 ①267.3②229.8③516.8④735.4

284
日目

次のひらがなを見ておぼえてください。15秒たったら問題をかくして、紙に書いてください。
（位置もしっかりおぼえましょう）

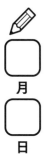

月

日

①

ろば	かし	さる
わか	わく	さい

②

みみ	ゆび	みち
そば	はし	れつ

285
日目

次の計算をしましょう。計算機は使わず、筆算か暗算でお答えください。

月

日

① $459 \div 27$ = ☐

② $714 \div 21$ = ☐

③ $1197 \div 19$ = ☐

④ $1908 \div 53$ = ☐

286
日目

次のショートストーリーを読んで内容を覚えてください。次のページでお聞きします。

次のページで答えてください。

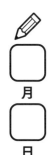

月

日

　街を歩いていたとき、向こうから見覚えのある女性が近づいてきた。向こうもこちらに気づき、すぐに「吉村さん、お久しぶり」と私の名前を呼んでくれたので、とても嬉しかった。ところが私は相手の名前が思い出せず、その場は無難な会話をして別れた。帰宅後、「あの人は同級生の鈴本さんだった！」と突然思い出し、卒業アルバムを見て確認した。

286日目

次の計算問題に暗算でお答えください。

① 72 ÷ 9 = ☐　　② 18 ＋ 17 = ☐　　③ 13 × 3 = ☐

121ページの続き

前ページのショートストーリーの内容について、次の質問にお答えください。

④街でばったり会った人の名前（苗字）は？　☐

⑤街でばったり会った人と私との関係性は？　☐

⑥「私」の名前（苗字）は？　☐

287日目

下の立体を①〜③それぞれの方向から見たときの形を、（ア）〜（ウ）から選んでください。

✏️ ☐月 ☐日

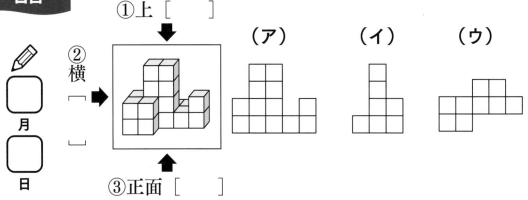

①上 ［　　］

②横 ［　　　　］

③正面 ［　　］

（ア）　　（イ）　　（ウ）

288日目

一〜十のうち足りない数字を見つけて頭の中で「暗算」してください。答えは算用数字で書きましょう。

✏️ ☐月 ☐日

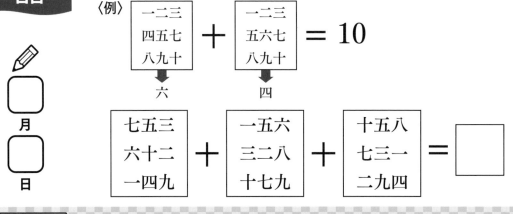

〈例〉

一二三		一二三	
四五七	＋	五六七	＝ 10
八九十		八九十	

↓六　　　↓四

七五三		一五六		十五八	
六十二	＋	三二八	＋	七三一	＝ ☐
一四九		十七九		二九四	

120ページの解答　〈281日目〉②106・36・28　〈282日目〉①44cm²②6cm（159ページ参照）〈283日目〉①ラッパ②やし③あぐら④ぎぼし⑤さわらび⑥ふぐ⑦ニューヨーク⑧にら

289 日目

タテのカギとヨコのカギをヒントに、思いついた言葉をカタカナでマスに書き込んでください。
最後に、アルファベットを記したマスの言葉を並べて解答してください。

月 日

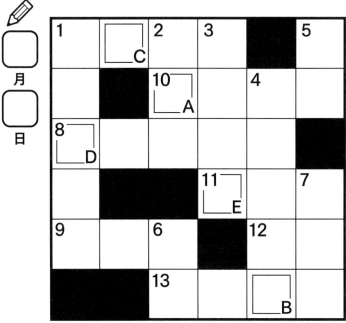

【タテのカギ】
1 冷やして保存
2 定規・温度計・体重計
3 ぎんなん
4 野外
5 船を操る
6 悠久の流れ
7 白目じゃない

【ヨコのカギ】
1 夜明け
8 いつもより多い
9 お札じゃない
10 個性
11 人間力
12 川底
13 お祭りで食べる

A	B	C	D	E

290 日目

文字を並べ替えて正しいことわざを完成させてください。

① 「ちるおさきもかるら」
（　　　　　　　　）ヒント：誰でも失敗はある

② 「こるとぎゅるかれうもないうごなとけな」
（　　　　　　　　）ヒント：一国一城の主

③ 「いにまてかをかるいれぬ」
（　　　　　　　　）ヒント：裏切り

④ 「らのをむとふお」
（　　　　　　　　）ヒント：危険

月 日

291日目

① 「さきおととい」は何月何日ですか？ カレンダー等を見ずにお答えください。 　＿＿月＿＿日

② 次の言葉を逆から読んで、ひらがなで書いてください。
（例「稽古⇒こいけ」）
突拍子⇒＿＿＿＿＿　　共白髪⇒＿＿＿＿＿
俄雨⇒＿＿＿＿＿

③ 昭和46年のプロ野球オールスターゲームで、9連続奪三振を記録した名投手の名前は？ ＿＿＿＿＿＿＿＿＿

月
日

292日目

A〜Cのうち、立方体の展開図として間違っているのはどれでしょうか。

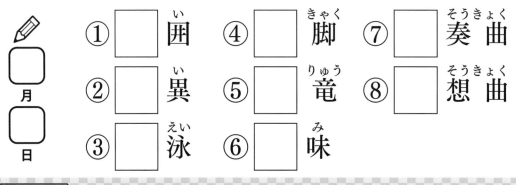

A　　　　　　B　　　　　　C

月
日

293日目

空欄に「同じ読みの漢字」を入れて、熟語を完成させてください。

同じ読み＝「きょう」

① □囲（い）　④ □脚（きゃく）　⑦ □奏曲（そうきょく）
② □異（い）　⑤ □竜（りゅう）　⑧ □想曲（そうきょく）
③ □泳（えい）　⑥ □味（み）

月
日

122ページの解答
〈286日目〉①8②35③39④鈴本⑤同級生⑥吉村
〈287日目〉①（ウ）②（イ）③（ア）〈288日目〉18

294
日目

次の漢字を見ておぼえてください。10秒たったら問題をかくして、紙に書いてください。
（位置もしっかりおぼえましょう）

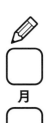
月
日

①
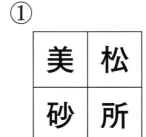

美	松
砂	所

②
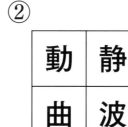

動	静
曲	波

295
日目

次の計算をしましょう。計算機は使わず、筆算か暗算でお答えください。

① ☐ $\div 15 = 16$

② ☐ $\div 18 = 23$

③ ☐ $\div 22 = 32$

④ ☐ $\div 19 = 54$

月
日

296
日目

単語を50音順に並べ替えてください。

月
日

1 ①標的　②氷柱　③平等　④瓢箪

　解答 ＿＿＿＿→＿＿＿＿→＿＿＿＿→＿＿＿＿

2 ①大黒柱　②醍醐味　③太公望　④太鼓判

　解答 ＿＿＿＿→＿＿＿＿→＿＿＿＿→＿＿＿＿

3 ①拝受　②廃車　③輩出　④拝借

　解答 ＿＿＿＿→＿＿＿＿→＿＿＿＿→＿＿＿＿

4 ①無色　②無常　③無臭　④無趣味

　解答 ＿＿＿＿→＿＿＿＿→＿＿＿＿→＿＿＿＿

〈289日目〉(A) モ (B) ア (C) イ (D) ゾ (E) ウ（155ページ参照）〈290日目〉①さるもきから
おちる②けいこうとなるもぎゅうごとなるなかれ③かいいぬにてをかまれる④とらのおをふむ

297 日目

①くだものの名前をできるだけたくさん書いてください。

_____

②イスに座り、足踏みをしながら次の問いにお答えください。
「岡」がつく都道府県を３つすべて書いてください。

_____　_____　_____

③昭和46年のヒット曲『わたしの城下町』を歌っていた歌
　手の名前は？　_____

月

日

298 日目

枠内の３つの図形を全部重ねたら、ＡからＥのどの図
形になるでしょうか？

答　□

A　B　C　D　E

月

日

299 日目

次の計算を暗算で行ない、答えは算用数字で書いてく
ださい。

①八十八掛ける四　　　　　　　＝□

②七掛ける十七　　　　　　　　＝□

③十六足す四十八足す六十七　　＝□

④八十六足す百四十二引く七十九　＝□

月

日

124ページ
の解答

〈291日目〉②しょぴっと・がらしもと・めあかわに③江夏豊
〈292日目〉Ｂ　〈293日目〉①胸②驚③競④橋⑤恐⑥興⑦協⑧狂

300日目

リストの言葉を1マスに1字ずつ入れてすべて埋めましょう。マスに入らなかった言葉をお答えください。

※1つの言葉は1回しか使えません。言葉を入れる方向は「上から下」「左から右」だけです。

月

日

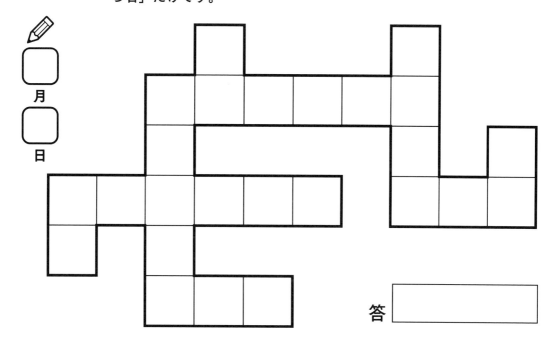

答

─── リスト（魚介類の名前）───

【2文字】	【3文字】	【4文字】	【5文字】	【6文字】
アユ	オコゼ	シラウオ	スルメイカ	アミメウナギ
サケ	カレイ	ワカサギ	キンメダイ	スケトウダラ
ハゼ				

301日目

何がいくつあるかを30秒で覚えてください。次のページでお聞きします。

次のページで答えてください。

ここにあるもの＝かなづち、スパナ、ニッパー、のこぎり、電動ドリル

月

日

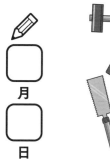

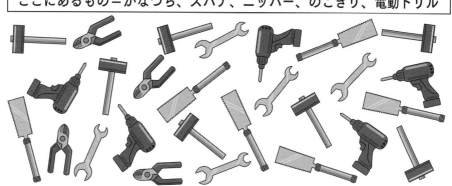

このページの解答は**130**ページ

301
日目

127
ページの
続き

前ページで覚えたイラストについてお聞きします。

①かなづちは何本ありましたか？ ⬚ 本

②のこぎりは何本ありましたか？ ⬚ 本

③電動ドリルは何個ありましたか？ ⬚ 個

302
日目

✎

◯ 月

◯ 日

次の故事ことわざの空欄を、十二支「子（鼠）・丑（牛）・ 寅（虎）・ 卯（兎）・ 辰（竜）・ 巳（蛇）・ 午（馬）・ 未（羊）・ 申（猿）・ 酉（鶏）・ 戌（犬）・ 亥（猪）」の生き物のいずれかで埋めてください。

① ⬚ ⬚ の仲

② ⬚ 口を逃れて ⬚ 穴に入る

③山より大きな ⬚ は出ぬ

④ ⬚ 頭を懸けて狗肉を売る

⑤袋の ⬚

303
日目

✎

◯ 月

◯ 日

次の計算をしましょう。計算機は使わず、答えは算用数字で書いてください。

①ろっぴゃくさんじゅうにかけるよんじゅうご ＝ ⬚

②さんびゃくごじゅうはちかけるにじゅうさん ＝ ⬚

③きゅうじゅうはちかけるにひゃくさんじゅうさん ＝ ⬚

④ろくじゅうろくかけるはちじゅうきゅう ＝ ⬚

126ページ
の解答
〈297日目〉②静岡（県）・岡山（県）・福岡（県）③小柳ルミ子
〈298日目〉A 〈299日目〉①352②119③131④149

304 日目

指示に従って地図上を移動すると、どこに到着するでしょうか。方角は上が北、下が南です。

✏️
月
日

①
1 神社の南側の鳥居を出て右に進み、1つ目の角を右に曲がる。
2 まっすぐ進み、2つ目の角を左に曲がる。
3 まっすぐ進み、1つ目の角の左にあるのは？

②
1 食堂の東側に出て右に進み、2つ目の角を右に曲がる。
2 まっすぐ進み、3つ目の角を左に曲がる。
3 まっすぐ進み、1つ目の角の左にあるのは？

交番　　靴店　　食堂

学校　　公園

神社

お寺　書店

病院

305 日目

下線を引いたひらがな部分を漢字に直してください。

✏️
月
日

①ぼんのうあれば菩提あり。　　　　　[　　　　　]

②しあんに暮れる。　　　　　　　　　[　　　　　]

③げたを預ける。　　　　　　　　　　[　　　　　]

④びじ麗句を並べる。　　　　　　　　[　　　　　]

⑤油断もすきもない。　　　　　　　　[　　　　　]

306 日目

次の計算をしましょう。計算機は使わず、筆算か暗算でお答えください。

① $332 - \boxed{} = 176$

② $295 - \boxed{} = 109$

③ $564 - \boxed{} = 178$

④ $723 - \boxed{} = 435$

月

日

307 日目

単語を50音順に並べ替えてください。

1 ①天秤　②天袋　③点描　④添付

解答 ＿＿＿→＿＿＿→＿＿＿→＿＿＿

2 ①統括　②唐辛子　③頭角　④透過

解答 ＿＿＿→＿＿＿→＿＿＿→＿＿＿

3 ①倒幕　②踏破　③頭髪　④同輩

解答 ＿＿＿→＿＿＿→＿＿＿→＿＿＿

4 ①納豆　②夏草　③納得　④捺印

解答 ＿＿＿→＿＿＿→＿＿＿→＿＿＿

月

日

308 日目

次の計算を暗算で行ない、答えは算用数字で書いてください。

①三十二掛ける六　＝ $\boxed{}$

②百二十一割る十一　＝ $\boxed{}$

③二十八掛ける八　＝ $\boxed{}$

④二百四十六割る三　＝ $\boxed{}$

月

日

128ページ
の解答

〈301日目〉①7本②6本③5個　〈302日目〉①犬・猿②虎・竜③猪④羊⑤鼠
〈303日目〉①28440②8234③22834④5874

この ページ の解答は **133** ページ

309
日目

漢字の読みでしりとりをしましょう。①からスタートです。

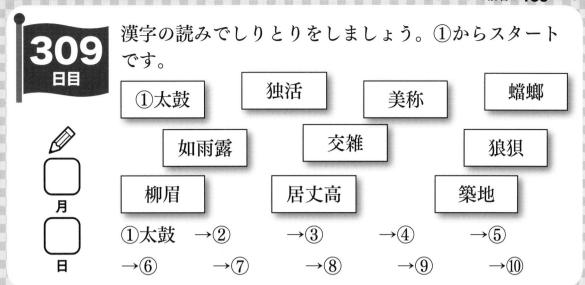

①太鼓　　独活　　美称　　蟷螂

如雨露　　交雑　　狼狽

柳眉　　居丈高　　築地

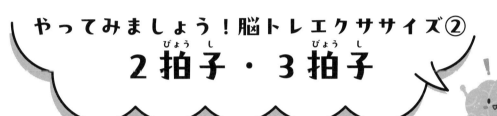

①太鼓　→②　　→③　→④　→⑤

→⑥　　→⑦　　→⑧　→⑨　→⑩

📝

月

日

やってみましょう！脳トレエクササイズ②
2拍子・3拍子
びょうし　びょうし

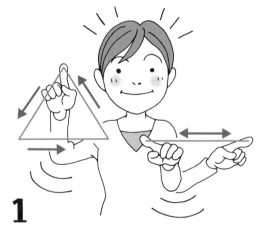

1

☞片手で空中に直線を描きます。

☞反対の手で、空中に三角形を描きます。

☞この動作を15秒程度繰り返します。

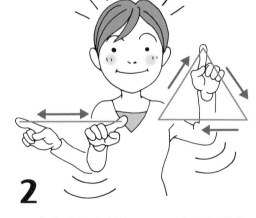

2

☞左右を入れ替えて、**1**と同じ動作を行ないます。

もうひとがんばり！

だんだんとスピードアップして、**1**、**2**を繰り返してみましょう。さらに慣れてきたら、直線を横方向から縦方向にしてみましょう。

129ページ
の解答

〈304日目〉①交番②病院（159ページ参照）

〈305日目〉①煩悩②思案③下駄④美辞⑤隙

このページの解答は**134**ページ

310日目

①明日は何月何日何曜日ですか？　カレンダー等を見ずにお答えください。　　　＿＿月＿＿日＿＿曜日

月
□

日
□

②「いとへん」の漢字をできるだけたくさん書いてください。
_____

③昭和47年のヒット曲『結婚しようよ』を歌っていた歌手の名前は？　　　　　_____

311日目

右のバラバラの図形を組み立てて左の図形をつくるとき、ひとつだけ使用しないものがあります。AからEのうちどれでしょうか。

月
□

日
□

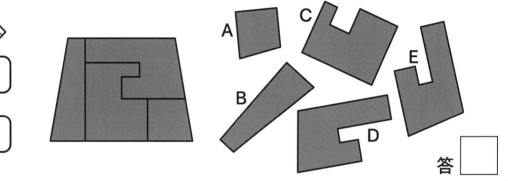

答 □

312日目

次の計算を暗算で行ない、答えは算用数字で書いてください。

月
□

日
□

①ごじゅうはちたすしちじゅうひくにじゅうよん　＝ ☐

②にじゅうごたすじゅうはちたすさんじゅうろく　＝ ☐

③さんじゅうよんたすきゅうたすひゃくよんじゅう　＝ ☐

④さんびゃくにじゅういちたすじゅうろくひくごじゅう　＝ ☐

130ページの解答 〈306日目〉①156②186③386④288　〈307日目〉①③→①→④→②　②④→③→①→②　③②→④→①→③　④④→②→①→③　〈308日目〉①192②11③224④82

313日目

リストの言葉を1マスに1字ずつ入れてすべて埋めましょう。マスに入らなかった言葉をお答えください。

※1つの言葉は1回しか使えません。言葉を入れる方向は「上から下」「左から右」だけです。

答 [　　　　　　　]

月

日

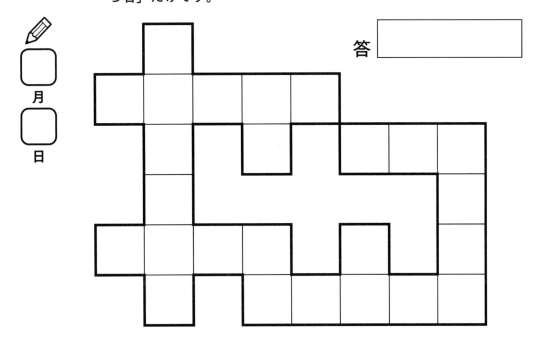

――― リスト（お花の名前） ―――

【2文字】	【3文字】	【4文字】	【5文字】	【6文字】
ウメ	ダリア	アイビー	ゼラニウム	グラジオラス
ラン	ツバキ	シラユリ	ラベンダー	キンモクセイ
リラ				

314日目

次の計算問題を解いて、答えを暗記しておいてください。次のページでお聞きします。

次のページで答えてください。

月

日

① 52×6 = [　　]

② $78 + 29 + 64$ = [　　]

③ $48 \div 8$ = [　　]

314日目

次の言葉の読み方をお答えください。

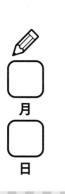

133ページの続き

①割烹 = 　　　　

②鬼才 = 　　　　　　③三三五五 = 　　　　

④前ページの①の答えはいくつでしたか？ 　　　

⑤前ページの②の答えはいくつでしたか？ 　　　

⑥前ページの③の答えはいくつでしたか？ 　　　

315日目

立方体のブロックを積み重ねた次の図形は、何個のブロックで構成されているでしょうか。（※積まれたブロックの下に空洞はありません）

月

日

①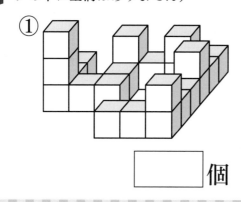

②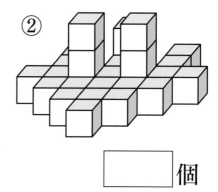

　　　　個　　　　　　　　　　個

316日目

①小説の題名をできるだけたくさん書いてください。

月

日

②「あさって」は何曜日ですか？　カレンダー等を見ずにお答えください。　　　　　曜日

③昭和49年に帰国した小野田寛郎（おのだひろお）元陸軍少尉が発見されたフィリピンの島は？　　　　　　　　　

〈310日目〉③よしだたくろう（吉田拓郎）〈311日目〉D
〈312日目〉①104②79③183④287

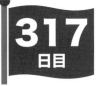

317 日目

タテのカギとヨコのカギをヒントに、思いついた言葉をカタカナでマスに書き込んでください。
最後に、アルファベットを記したマスの言葉を並べて解答してください。

月

日

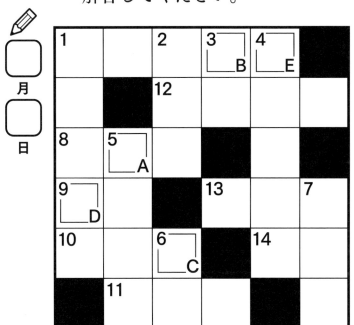

A	B	C	D	E

【タテのカギ】
1 映画の都
2 古代の冷凍庫
3 きっとこうなる
4 ガーデニング
5 □□□□是空
6 大河ドラマ「□□燃える」
7 天然の良港

【ヨコのカギ】
1 □□□□□を踏む
8 前ではない
9 夜空に輝く
10 □□□禁止
11 □□□を打ち込む
12 頭・殻を取り除いたエビ
13 アラブ首長国連邦
14 南米の細長い国

---

318 日目

空欄に「同じ読みの漢字」を入れて、熟語を完成させてください。

同じ読み＝「とう」

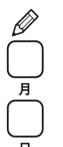

月

日

① □案（あん）　④ □結（けつ）　⑦ □突（とつ）

② □賊（ぞく）　⑤ □魂（こん）　⑧ 周□（しゅう）

③ □論（ろん）　⑥ □御（ぎょ）

319日目

①次の言葉を10秒で覚えてください。

| 朧月夜 | 粗品 | 富士山 | 蜜月 | 醤油 |

覚えたら手などで覆い隠して、②③の問いにお答えください。

②次の計算問題を暗算でお答えください。

$33 \times 3 =$ _____ $12 \div 4 =$ _____ $75 + 45 =$ _____

③①の言葉を手で隠したまま、声に出して言ってください。

月
日

320日目

ひき算で計算しましょう。（計算方法は8ページ参照）

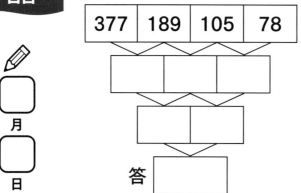

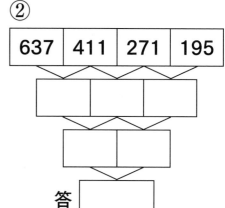

月
日

321日目

単語を50音順に並べ替えてください。

1 ①迷信　②明治　③名手　④名所

解答 _____→_____→_____→_____

2 ①約束　②役職　③役者　④役所

解答 _____→_____→_____→_____

3 ①夕顔　②夕方　③遊学　④優雅

解答 _____→_____→_____→_____

4 ①洋酒　②洋書　③容赦　④陽春

解答 _____→_____→_____→_____

月
日

〈314日目②〉①かっぽう②きさい③さんさんごご④312⑤171⑥6
〈315日目〉①23個②27個　〈316日目〉③ルバング島

322
日目

リストの言葉を１マスに１字ずつ入れてすべて埋めましょう。マスに入らなかった言葉をお答えください。

※１つの言葉は１回しか使えません。言葉を入れる方向は「上から下」「左から右」だけです。

月

日

答

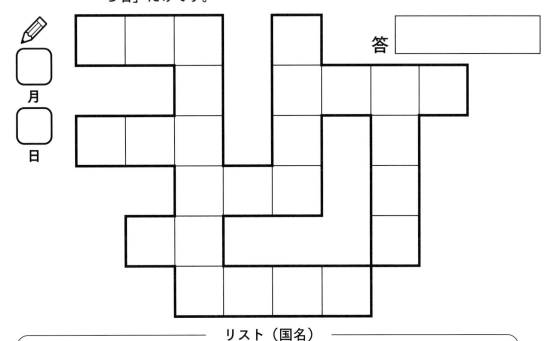

リスト（国名）

【2文字】	【3文字】	【4文字】	【6文字】
マリ	スイス	アメリカ	オーストリア
タイ	トルコ	ギリシャ	モンテネグロ
	パラオ	キルギス	
		メキシコ	

323
日目

次の故事ことわざの空欄を、十二支「子（鼠）・丑（牛）・寅（虎）・卯（兎）・辰（竜）・巳（蛇）・午（馬）・未（羊）・申（猿）・酉（鶏）・戌（犬）・亥（猪）」の生き物のいずれかで埋めてください。

月

日

① ☐ に烏帽子

② ☐ の耳に念仏

③ 煩悩の ☐ は追えども去らず

④ ☐ の鬚を撫で ☐ の尾を踏む

⑤ ☐ を割くに焉んぞ ☐ 刀を用いん

〈317日目〉（A）シ（B）ヨ（C）ク（D）ツ（E）ウ（155ページ参照）
〈318日目〉①答②盗③討④凍⑤闘⑥統⑦唐⑧到

324日目

次の漢字の読み方を書いてください。

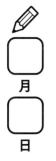

月

日

① 中庸　　[　　　　]　⑤ 膝栗毛 [　　　　]

② 徒然草 [　　　　]　⑥ 燭台　　[　　　　]

③ 御輿　　[　　　　]　⑦ 泰然自若 [　　　　]

④ 巫女　　[　　　　]　⑧ 焚書　　[　　　　]

325日目

下の盤面に「三文字熟語」はいくつ含まれているでしょうか？ ※熟語は「上下」「左右」「斜め」の8方向に一直線に記されており、途中で曲がったり飛ばしたりしていません。字は重複している場合もあります。無関係の文字が含まれていることもあります。

月

日

見	子	様	似	真	猿
聞	論	散	面	本	人
録	紙	目	日	体	類
婚	芝	一	本	気	度
姻	居	車	重	厚	感
届	化	別	差	低	高

答 [　　　] 個

136ページの解答 〈319日目〉②99・3・120 〈320日目〉①47②22 〈321日目〉1 ②→③→④→①　2 ③→④→②→①　3 ④→①→③→②　4 ③→①→④→②

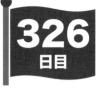

326 日目

リストの言葉を１マスに１字ずつ入れてすべて埋めましょう。マスに入らなかった言葉をお答えください。

※１つの言葉は１回しか使えません。言葉を入れる方向は「上から下」「左から右」だけです。

月

日

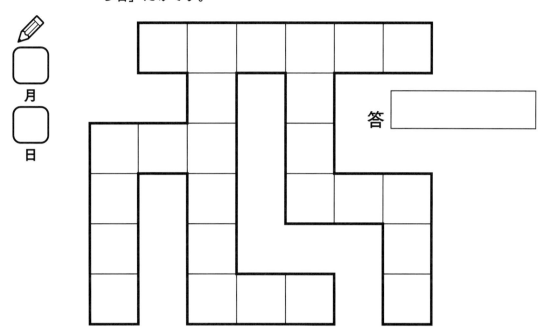

答

―― リスト（鳥の名前）――

【3文字】
カワウ
スズメ
ツバメ
メジロ

【4文字】
ウグイス
カルガモ
ハヤブサ

【6文字】
シジュウカラ
ジュウシマツ
ハクセキレイ

327 日目

次の漢字の読み方を書いてください。

月

日

①欠伸　［　　　　］⑤心太　［　　　　］

②瓦斯　［　　　　］⑥撫子　［　　　　］

③山茶花［　　　　］⑦八朔　［　　　　］

④土竜　［　　　　］⑧馬鈴薯［　　　　］

328 日目

次の計算をしましょう。計算機は使わず、筆算か暗算でお答えください。

月

日

① $7 \times 4 \times 2 \times 5 =$ ☐

② $3 \times 5 \times 7 \times 9 =$ ☐

③ $6 \times 3 \times 8 \times 4 =$ ☐

④ $2 \times 4 \times 6 \times 8 =$ ☐

329 日目

表示されている数字を手がかりに、「？」に入る数値を計算して答えてください。

※分数・小数は使いません。見ただけで解けてしまわないように比率は必ずしも正確ではありません。補助線が必要な場合もあります。

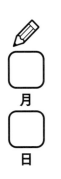

月

日

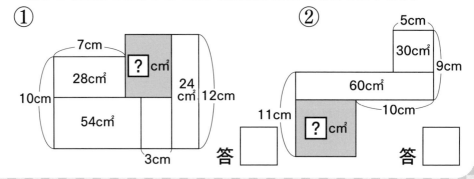

① 7cm / 28cm² / ?cm² / 24cm² / 12cm / 10cm / 54cm² / 3cm　答 ☐

② 5cm / 30cm² / 9cm / 60cm² / 10cm / 11cm / ?cm²　答 ☐

330 日目

次の計算をしましょう。計算機は使わず、筆算か暗算でお答えください。

月

日

① ☐ $\times 8 = 1008$

② ☐ $\times 7 = 511$

③ ☐ $\times 12 = 1236$

④ ☐ $\times 7 = 1701$

138ページの解答
〈324日目〉①ちゅうよう②つれづれぐさ③みこし④みこ⑤ひざくりげ⑥しょくだい⑦たいぜんじじゃく⑧ふんしょ　〈325日目〉17個（158ページ参照）

このページの解答は **143**ページ

331日目

ひき算で計算しましょう。（計算方法は8ページ参照）

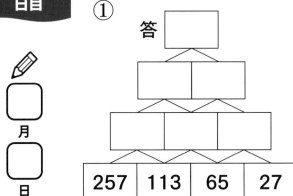

① 答

| 257 | 113 | 65 | 27 |

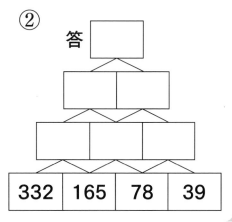

② 答

| 332 | 165 | 78 | 39 |

332日目

一〜十のうち足りない数字を見つけて頭の中で「暗算」してください。答えは算用数字で書きましょう。

〈例〉

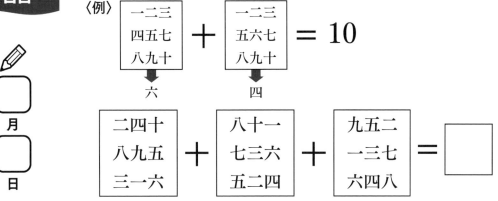

$$\begin{array}{c}一二三\\四五七\\八九十\end{array} \Rightarrow 六 \quad + \quad \begin{array}{c}一二三\\五六七\\八九十\end{array} \Rightarrow 四 \quad = 10$$

$$\begin{array}{c}二四十\\八九五\\三一六\end{array} \quad + \quad \begin{array}{c}八十一\\七三六\\五二四\end{array} \quad + \quad \begin{array}{c}九五二\\一三七\\六四八\end{array} \quad = \square$$

333日目

①「那智の滝」がある都道府県を、地図を見ずにお答えください。　＿＿＿＿＿＿＿

②次の言葉を逆から読んで、ひらがなで書いてください。
（例「稽古⇒こいけ」）

千載一遇⇒＿＿＿＿＿＿　　　小春日和⇒＿＿＿＿＿＿

魑魅魍魎⇒＿＿＿＿＿＿

③昭和50年のヒット曲『およげ！たいやきくん』を歌っていた歌手の名前は？　＿＿＿＿＿＿＿

139ページ の解答 〈326日目〉ハヤブサ・ハクセキレイ（157ページ参照）〈327日目〉①あくび②ガス③さざんか④もぐら⑤ところてん⑥なでしこ⑦はっさく⑧ばれいしょ

このページの解答は**144**ページ

334 日目

次の計算をしましょう。計算機は使わず、筆算か暗算でお答えください。

月

日

① $256 + 377 =$

② $192 + 673 =$

③ $488 + 234 =$

④ $842 + 529 =$

335 日目

たし算で計算しましょう。（計算方法は8ページ参照）

月

日

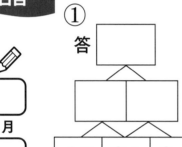

① 答

| 15 | 21 | 24 |

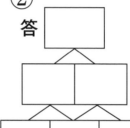

② 答

| 19 | 18 | 16 |

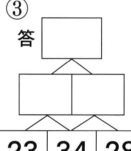

③ 答

| 23 | 34 | 28 |

336 日目

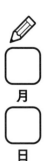

次のひらがなを見ておぼえてください。15秒たったら問題をかくして、紙に書いてください。
（位置もしっかりおぼえましょう）

月

日

①

| てつ | てこ | つる |
| つつ | つき | きり |

②

| ちぬ | ぼら | ちず |
| ちく | たい | だむ |

140ページの解答 〈328日目〉①280②945③576④384 〈329日目〉①30㎠②80㎠（159ページ参照）〈330日目〉①126②73③103④243

337 日目

次の計算を暗算で行ない、答えは算用数字で書いてください。

① ハチジュウシチヒクサンジュウロク ＝ ☐

② ニジュウロクヒクジュウハチ ＝ ☐

③ ゴジュウシチヒクニジュウニ ＝ ☐

④ ニヒャクヒクヒャクニジュウゴ ＝ ☐

月 ☐

日 ☐

338 日目

空欄に「同じ読みの漢字」を入れて、熟語を完成させてください。

同じ読み＝「けい」

月 ☐

日 ☐

① ☐ 緯（い）   ④ ☐ 画（かく）   ⑦ ☐ 約（やく）

② ☐ 意（い）   ⑤ ☐ 薄（はく）   ⑧ ☐ 卵（らん）

③ ☐ 戒（かい）   ⑥ ☐ 斜（しゃ）

339 日目

表示されている数字を手がかりに、「？」に入る数値を計算して答えてください。

※分数・小数は使いません。見ただけで解けてしまわないように比率は必ずしも正確ではありません。補助線が必要な場合もあります。

月 ☐

日 ☐

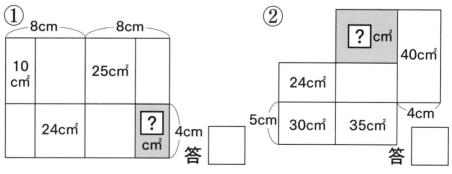

① 8cm　8cm
10cm² ／ 25cm² ／ 24cm² ／ ?cm²　4cm
答 ☐

② ?cm² ／ 40cm² ／ 24cm² ／ 30cm² ／ 35cm²　5cm　4cm
答 ☐

340 日目

① 「天橋立」がある都道府県を、地図を見ずにお答えください。
＿＿＿＿＿＿＿

② 手拍子をしながら、次の難読熟語を声に出して読んでください。

懊悩＝＿＿＿＿＿　　　瑕疵＝＿＿＿＿＿

吃驚＝＿＿＿＿＿　　　忸怩＝＿＿＿＿＿　　　敷衍＝＿＿＿＿＿

③ 昭和 47 年のヒット曲『女のみち』を歌っていたグループの名前は？
＿＿＿＿＿＿＿＿＿

341 日目

次の質問に、「人間の体の部分の名称」でお答えください。

① 何かを始めるときに染めるのは？

② 人の邪魔をするときに引っ張るのは？

③ 驚いたときに白くなったり黒くなったりするのは？

④ ひどく腹を立てたときに湯気が立つのは？

⑤ おかしくてたまらないときにお茶を沸かすのは？

342 日目

次の計算を暗算で行ない、答えは算用数字で書いてください。

① ニジュウニカケルヨンジュウ　＝

② サンタスハチタスヨンジュウゴ　＝

③ シチタスジュウタスキュウ　＝

④ シチジュウニカケルサン　＝

343 日目

次の英単語をおぼえてください。<u>15 秒たったら問題を</u><u>かくして、紙に書いてください。</u>
（位置もしっかりおぼえましょう）

月

日

①

dream	bus
box	all

②

city	country
family	boy

344 日目

次の計算をしましょう。計算機は使わず、筆算か暗算でお答えください。

① $21 \times 14 \times 8 =$

② $32 \times 12 \times 7 =$

③ $28 \times 22 \times 6 =$

④ $16 \times 9 \times 37 =$

月

日

345 日目

次の漢字の読み方を書いてください。

①翡翠　［　　　　］　⑤海豚　［　　　　］

②烏賊　［　　　　］　⑥鯱　［　　　　］

③海豹　［　　　　］　⑦鴨嘴　［　　　　］

④河馬　［　　　　］　⑧川獺　［　　　　］

月

日

143ページの解答 〈337日目〉①51②8③35④75 〈338日目〉①経②敬③警④計⑤軽⑥傾⑦契⑧鶏
〈339日目〉①12㎠②42㎠（159ページ参照）

145

346日目

ひき算で計算しましょう。（計算方法は8ページ参照）

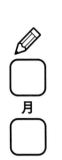

月

日

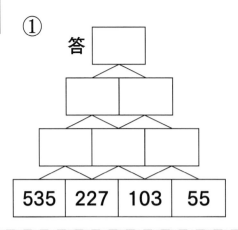

① 答

| 535 | 227 | 103 | 55 |

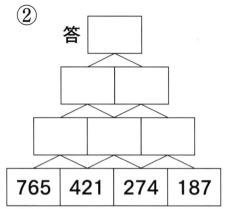

② 答

| 765 | 421 | 274 | 187 |

347日目

文字を並べ替えて正しいことわざを完成させてください。

月

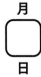

日

① 「どわかしはよぶたうくじね」

（　　　　　　　　　　　）ヒント：プライド

② 「しいういをちきゅるてじを」

（　　　　　　　　　　　）ヒント：理解力

③ 「ごろごんよずしんみのろら」

（　　　　　　　　　　　）ヒント：頭でっかち

④ 「ねたごだのもさくいかじし」

（　　　　　　　　　　　）ヒント：現金

348日目

次の計算をしましょう。計算機は使わず、筆算か暗算でお答えください。

月

日

① $1929 + 513 =$

② $2653 - 989 =$

③ $1931 + 1127 =$

④ $3227 - 1853 =$

144ページ
の解答

〈340日目〉①京都府②おうのう・かし・きっきょう・じくじ・ふえん③ぴんからトリオ
〈341日目〉①手②足③目④頭⑤へそ　〈342日目〉①880②56③26④216

349日目

次の計算を暗算で行ない、答えは算用数字で書いてください。

①ジュウニタスゴジュウサンヒクニジュウハチ ＝ ☐

②シチジュウロクカケルサン ＝ ☐

③ニヒャクロクジュウシチヒクヒャクジュウロク ＝ ☐

④ロクカケルジュウゴ ＝ ☐

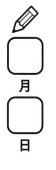

月 ☐
日 ☐

350日目

下の盤面に「三文字熟語」はいくつ含まれているでしょうか？※熟語は「上下」「左右」「斜め」の8方向に一直線に記されており、途中で曲がったり飛ばしたりしていません。字は重複している場合もあります。無関係の文字が含まれていることもあります。

白	拍	子	鶴	羽	千
無	亜	戦	夜	粧	里
垢	熱	紀	合	化	眼
主	帯	世	元	雪	芸
坊	物	代	年	前	達
葱	能	万	影	武	者

答 ☐ 個

〈344日目〉①2352②2688③3696④5328　〈345日目〉①かわせみ（ひすい）
②イカ③あざらし④かば⑤イルカ⑥シャチ⑦かものはし⑧かわうそ

351日目

① イスに座り、足踏みをしながら次の問いにお答えください。
☞ 昭和27年のヒット曲『リンゴ追分』を歌っていた歌手の名前は？　＿＿＿＿＿＿＿
☞ 昭和27年のヒット曲『テネシー・ワルツ』を歌っていた日本の歌手の名前は？　＿＿＿＿＿＿＿

② 100から13を順番に引き続け、これ以上引けなくなった最後の数字は何でしょうか？（暗算でお答えください）＿＿＿＿

③ 今からちょうど3カ月前は、何年何月何日ですか？　カレンダー等を見ないでお答えください。（年は西暦、和暦のどちらでもかまいません）　＿＿＿＿年＿＿月＿＿日

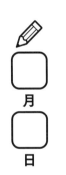
月
日

352日目

表示されている数字を手がかりに、「？」に入る数値を計算して答えてください。

※分数・小数は使いません。見ただけで解けてしまわないように比率は必ずしも正確ではありません。補助線が必要な場合もあります。

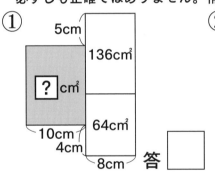

① 5cm　136cm²　[?]cm²　10cm　4cm　64cm²　8cm　答□

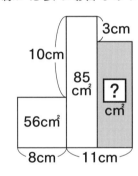

② 10cm　3cm　85cm²　[?]cm²　56cm²　8cm　11cm　答□

月
日

353日目

次の計算を暗算で行ない、答えは算用数字で書いてください。

① ななかけるじゅうに　＝□

② さんじゅうかけるよん　＝□

③ じゅういちかけるご　＝□

④ にじゅうごかけるさん　＝□

月
日

146ページの解答
〈346日目〉①108②137　〈347日目〉①ぶしはくわねどたかようじ②いちをきいてじゅうをしる③ろんごよみのろんごしらず④じごくのさたもかねしだい　〈348日目〉①2442②1664③3058④1374

354 日目

タテのカギとヨコのカギをヒントに、思いついた言葉をカタカナでマスに書き込んでください。
最後に、アルファベットを記したマスの言葉を並べて解答してください。

月

日

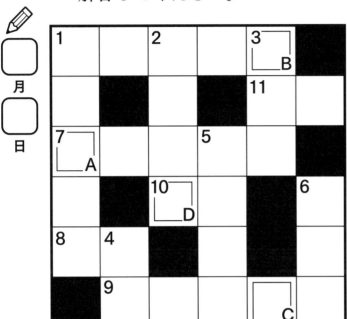

【タテのカギ】
1 英語でクオーツ
2 売り買いすること
3 他のものと見分ける
4 □□トレ
5 緊張
6 丸い容器

【ヨコのカギ】
1 英語でサンドストーム
7 流罪
8 カードゲーム
9 だいたい毎日食べる
10 マーケット
11 誰もいない

A	B	C	D

355 日目

ひき算で計算しましょう。(計算方法は8ページ参照)

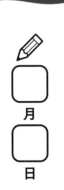

月

日

① 答

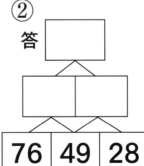

57 32 16

② 答

76 49 28

③ 答

95 58 13

147ページ の解答

〈349日目〉①37②228③151④90 〈350日目〉16個（158ページ参照）

356 日目

① 頭に「こ」のつく言葉をできるだけたくさん書いてください。

_____

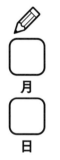

月 ◯
日 ◯

② 次の漢数字を算用数字に書き換えてください。

二万三千五百八十二＿＿＿＿＿＿＿

十一万三百三十九＿＿＿＿＿＿＿　六十六万八千三＿＿＿＿＿＿＿

③ 昭和45年のヒット曲『明日に架ける橋』を歌っていた海外アーティストの名前は？　＿＿＿＿＿＿＿＿＿＿＿

357 日目

下の盤面に「三文字熟語」はいくつ含まれているでしょうか？ ※熟語は「上下」「左右」「斜め」の8方向に一直線に記されており、途中で曲がったり飛ばしたりしていません。字は重複している場合もあります。無関係の文字が含まれていることもあります。

月 ◯
日 ◯

誌	術	学	古	考	入
界	向	日	葵	道	母
業	本	章	雲	旭	屋
食	作	旗	国	万	雨
飲	豊	農	繁	期	月
天	王	山	茶	花	五

答 ◻ 個

358
日目

次の計算をしましょう。計算機は使わず、筆算か暗算
でお答えください。

① $5 \times 8 + 38 \ =$ ☐

② $7 \times 3 + 42 \ =$ ☐

③ $8 \times 8 + 88 \ =$ ☐

④ $12 \times 5 + 67 \ =$ ☐

月
日

359
日目

次の故事ことわざの空欄を、十二支「子（鼠）・丑
（牛）・寅（虎）・卯（兎）・辰（竜）・巳（蛇）・午
（馬）・未（羊）・申（猿）・酉（鶏）・戌（犬）・亥
（猪）」の生き物のいずれかで埋めてください。

① ☐ も木から落ちる
② ☐ を ☐ に乗り換える
③ ☐ の威を借る狐
④ ☐ の罠に狐がかかる
⑤ 大山鳴動して ☐ 一匹

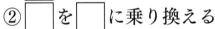
月
日

360
日目

次の計算をしましょう。計算機は使わず、筆算か暗算
でお答えください。

① $28 + 43 + 55 + 87 \ =$ ☐

② $66 + 38 + 57 + 76 \ =$ ☐

③ $95 + 84 + 73 + 68 \ =$ ☐

④ $83 + 59 + 78 + 65 \ =$ ☐

月

日

〈354日目〉（A）シ（B）シ（C）マ（D）イ（155ページ参照）
〈355日目〉①9②6③－8

151

361 日目

ひき算で計算しましょう。（計算方法は8ページ参照）

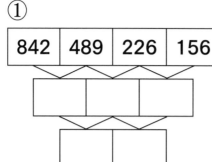

①

842	489	226	156

答

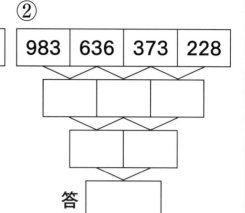

②

983	636	373	228

答

月

日

362 日目

次の漢字の読み方を書いてください。

①枇杷　　[　　　　]　⑤蓮根　　[　　　　]

②備長炭　[　　　　]　⑥羅馬　　[　　　　]

③孟宗竹　[　　　　]　⑦隠元豆　[　　　　]

④蓬　　　[　　　　]　⑧印度　　[　　　　]

月

日

363 日目

次の計算をしましょう。計算機は使わず、筆算か暗算でお答えください。

①88 ＋ 24 ＋ 53 ＝ □

②46 ＋ 82 － 65 ＝ □

③59 － 26 ＋ 72 ＝ □

④95 － 36 － 19 ＝ □

月

日

150ページ の解答　〈356日目〉②23582　110339　668003③サイモンとガーファンクル（サイモン＆ガーファンクル）〈357日目〉16個（158ページ参照）

364 日目

月
日

次の計算を暗算で行ない、答えは算用数字で書いてください。

①ロクジュウロクカケルロク ＝ □

②ニジュウニカケルシチ ＝ □

③ハチカケルハチジュウゴ ＝ □

④シチカケルジュウシチ ＝ □

365 日目

月
日

次の計算をしましょう。計算機は使わず、筆算か暗算でお答えください。

① $173.5 + 246.8 =$ □

② $376.2 + 229.7 =$ □

③ $533.9 - 375.3 =$ □

④ $725.6 - 288.3 =$ □

366 日目

月
日

文字を並べ替えて正しいことわざを完成させてください。

①「かんがまうるたでひょらこ」
（　　　　　　　　　　　　） ヒント：思いがけず

②「ちさみたよけなはびづはれ」
（　　　　　　　　　　　　） ヒント：仲間は有難い

③「てあくずたりかしましかくさ」
（　　　　　　　　　　　　） ヒント：バレバレ

④「ばにかまれはるよこっくに」
（　　　　　　　　　　　　） ヒント：嫌われても出世する

〈358日目〉①78②63③152④127　〈359日目〉①猿②牛、馬③虎④兎⑤鼠
〈360日目〉①213②237③320④285

クロスワード問題の解答

4日目（11ページ）

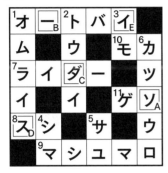

25日目（19ページ）

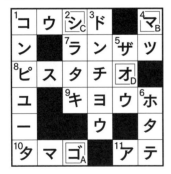

45日目（27ページ）

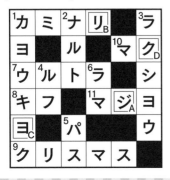

87日目（43ページ）

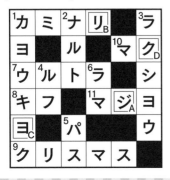

107日目（51ページ）

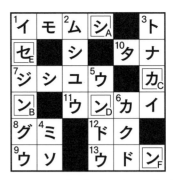

138日目（63ページ）

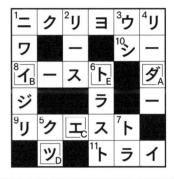

157日目（71ページ）

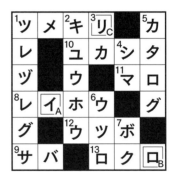

179日目（79ページ）

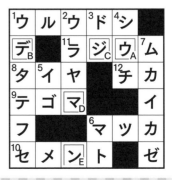

198日目（87ページ）

ト	ウ	カ	イ	ド	ウ
ウ	■	コ	■	マ	チ
キ	ヨ	ウ	ト	■	ユ
ヨ	ウ	■	ウ	■	ウ
ウ	ツ	ノ	ミ	ヤ	
■	ウ	■	ツ	ボ	ミ

218日目（95ページ）

ナ	ガ	レ	ボ	シ	
ラ	■	イ	ジ	ス	
ジ	ヨ	セ	イ	■	パ
ダ	■	イ	■	メ	イ
イ	エ	■	ケ	イ	
■	リ	ヨ	ウ	シ	キ

238日目（103ページ）

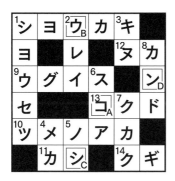

シ	ヨ	ウ	カ	キ	
ヨ	■	レ	■	ヌ	カ
ウ	グ	イ	ス	■	ン
セ	■	コ	ク	ド	
ツ	メ	ノ	ア	カ	
■	カ	シ	■	ク	ギ

257日目（111ページ）

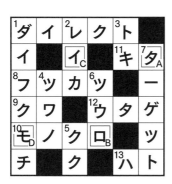

ダ	イ	レ	ク	ト	
イ	■	イ	■	キ	タ
フ	ツ	カ	ツ	■	ー
ク	ワ	■	ウ	タ	ゲ
モ	ノ	ク	ロ	ツ	
チ	ク	■	ハ	ト	

289日目（123ページ）

レ	イ	メ	イ	■	カ
イ	■	モ	チ	ア	ジ
ゾ	ウ	リ	ヨ	ウ	■
ウ	■	ウ	ト	ク	
コ	ウ	カ	■	ド	ロ
■	■	フ	タ	ア	メ

317日目（135ページ）

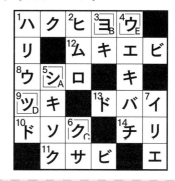

ハ	ク	ヒ	ヨ	ウ	■
リ	■	ム	キ	エ	ビ
ウ	シ	ロ	■	キ	
ツ	キ	ド	バ	イ	
ド	ソ	ク	■	チ	リ
■	ク	サ	ビ	■	エ

354日目（149ページ）

ス	ナ	ア	ラ	シ	
イ	■	キ	■	ル	ス
シ	マ	ナ	ガ	シ	
ヨ	■	イ	チ	■	タ
ウ	ノ	■	ガ	ラ	
■	ウ	ル	チ	マ	イ

スケルトン問題の解答

51日目（29ページ）

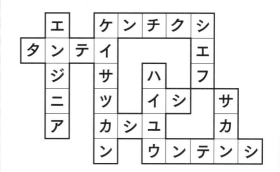

147日目（67ページ）

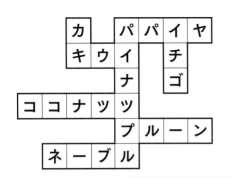

279日目（119ページ）

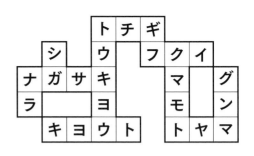

188日目（83ページ）

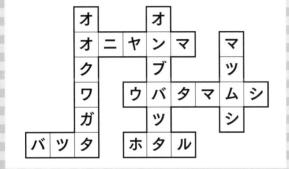

300日目（127ページ）

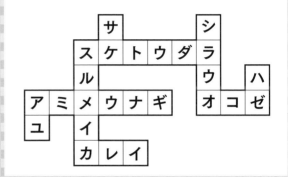

228日目（99ページ）

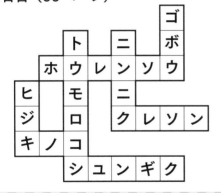

313日目（133ページ）

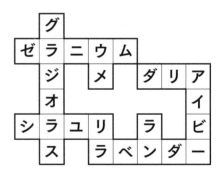

248日目（107ページ）

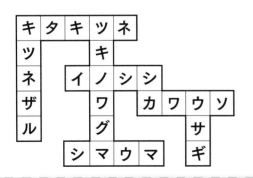

322日目（137ページ）

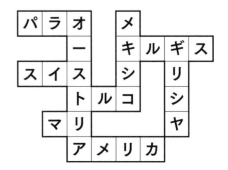

326日目（139ページ）

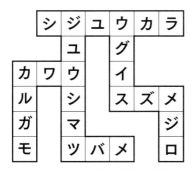

三字熟語問題の解答

30日目（21ページ）

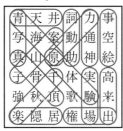

青海原・青写真・青天井・絵空事・案山子・原動力・
真骨頂・千秋楽・出来高・原体験・助動詞・出場権・
楽隠居・実験場・神通力

58日目（32ページ）

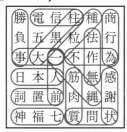

一大事・一人前・七福神・大黒柱・一筋縄・一粒種・
無作法・不作為・筋肉質・質問状・感謝状・勝負事・
商行為・日本人・電信柱・前置詞

98日目（47ページ）

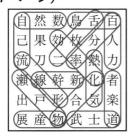

二刀流・二枚舌・百人力・武士道・自己流・流線形・
新幹線・自然数・百舌鳥・百分率・効率化・気化熱・
道楽者・化合物・瀬戸物・物産展

134日目（61ページ）

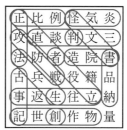

怪文書・怪気炎・直談判・正攻法・立往生・生兵法・
生返事・正直者・正比例・古事記・攻防戦・創世記・
三文判・立役者・書院造・納品書・創作物

187日目（82ページ）

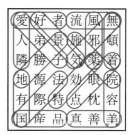

無邪気・無頓着・風邪薬・無風流・着眼点・施薬院・
特効薬・美容院・真善美・好景気・愛好者・愛弟子・
隣人愛・景勝地・国有地・国際法・国産品

215日目（93ページ）

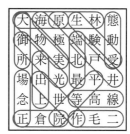

大海原・大御所・正念場・実物大・御来光・北極海・
最北端・原生林・受験生・受動態・井戸端・上出来・
出世作・正倉院・平等院・二毛作・等高線

251日目（108ページ）

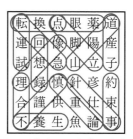

不謹慎・不合理・不養生・理想像・針供養・回想録・
急回転・転換点・試運転・立脚点・点眼薬・道産子・
山陽道・針仕事・約束事・慎重論

325日目（138ページ）

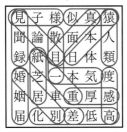

一目散・一本気・紙芝居・紙一重・猿真似・真面目・
目論見・様子見・日本猿・類人猿・見聞録・別居婚・
婚姻届・差別化・高低差・高感度・重厚感

350日目（147ページ）

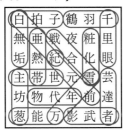

影武者・千羽鶴・千里眼・白無垢・白拍子・白亜紀・
亜熱帯・紀元前・世帯主・葱坊主・万能葱・万年雪・
年代物・雪合戦・雪化粧・芸達者

357日目（150ページ）

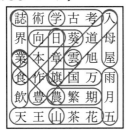

五月雨・天王山・向日葵・日章旗・豊旗雲・日本食・
飲食業・業界誌・学術誌・万国旗・農繁期・農作業・
考古学・入道雲・入母屋・山茶花

面積問題の解答

2日目（10ページ）

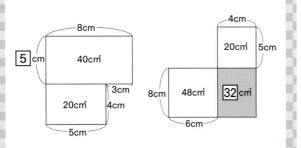

32日目（22ページ）

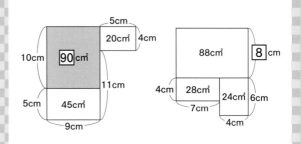

95日目（46ページ）

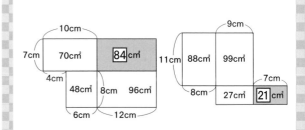

126日目（58ページ）

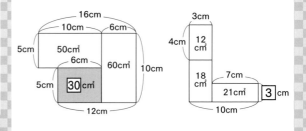

155日目（70ページ）

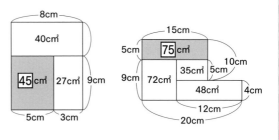

221日目（96ページ）

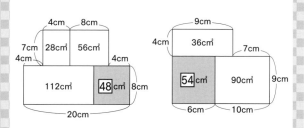

282日目（120ページ）

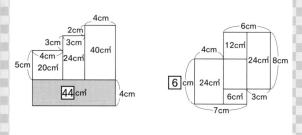

329日目（140ページ）

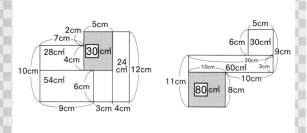

339日目（143ページ）

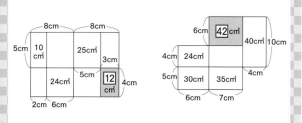

352日目（148ページ）

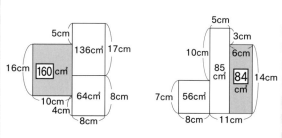

地図問題の解答

83日目（41ページ）

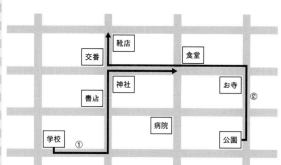

217日目（94ページ）

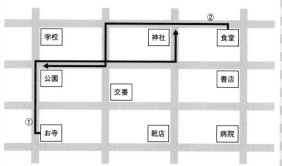

304日目（129ページ）

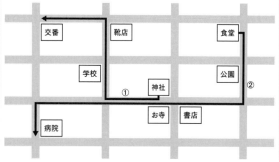

【監修者紹介】

篠原菊紀（しのはら・きくのり）

公立諏訪東京理科大学工学部情報応用工学科教授、医療介護・健康工学研究部門長。

1960年生まれ、長野県茅野市出身。東京大学教育学部卒業後、同大学院教育学研究科修了。「学習しているとき」「運動しているとき」「遊んでいるとき」など、日常的な場面で脳がどのように活動しているかを研究している。子どもから高齢者までを対象に、脳トレ、勉強法、認知機能低下予防などの著書や教材を数多く開発。テレビや雑誌、ラジオなどを通じ、脳科学と健康科学の社会応用を呼びかけている。

主な監修書に『一生ボケない脳になる！1日1分「脳トレ」366』『死ぬまでボケない脳になる！1日1分「脳トレ」366』『いくつになってもボケない脳になる！1日5分 脳トレパズル366』『100歳までボケない脳になる！1日3分 脳トレ算数パズル366』『誰よりもボケない脳になる！1日3分 脳トレ漢字パズル366』『超難問でボケ退治！1日1問 鬼脳トレ100』『一生ボケない！3年「脳トレ」日記』『1日1分！もの忘れがなくなる「脳トレ」366』『脳がどんどん若返る1日1分！「脳トレ」366』（以上、PHP研究所）などがある。

装幀・本文組版◉朝田春未
装画◉河南好美
本文イラスト◉よしのぶもとこ（2、5、65、131ページ）
写真◉PIXTA
編集協力◉森末祐二

70歳からの1日1分！ボケ封じ「脳トレ」366

2024年2月5日　第1版第1刷発行
2024年8月19日　第1版第2刷発行

監修者　篠原菊紀
発行者　村上雅基
発行所　株式会社PHP研究所
　　　　京都本部　〒601-8411　京都市南区西九条北ノ内町11
　　　　〔内容のお問い合わせは〕暮らしデザイン出版部 ☎075-681-8732
　　　　〔購入のお問い合わせは〕普　及　グ　ル　ー　プ ☎075-681-8818
印刷所　株式会社光邦
製本所　東京美術紙工協業組合